儿科常见疾病健康照护

主　编　黄仕明　袁晓丽　陶　明

科学出版社
北　京

内 容 简 介

本书共分13章，阐述了儿科消化系统疾病、呼吸系统疾病、心血管系统疾病、泌尿系统疾病、造血系统疾病、神经系统疾病、内分泌系统与免疫性疾病和新生儿常见疾病的基础知识，深入剖析了婴幼儿常见疾病护理要点、预防管理策略，细致讲解了居家健康照护技巧。本书配有多幅插图，文字深入浅出、通俗易懂，并配备了视频资源，讲解详细，助力读者轻松理解。

本书科学性、先进性、实用性强，适合临床新护士、年轻家长、幼儿园教师及社区工作者参考。

图书在版编目（CIP）数据

儿科常见疾病健康照护 / 黄仕明，袁晓丽，陶明主编. -- 北京：科学出版社，2025. 9. -- ISBN 978-7-03-082911-5

Ⅰ. R473.72

中国国家版本馆 CIP 数据核字第 2025L82T55 号

责任编辑：郝文娜 / 责任校对：张 娟

责任印制：师艳茹 / 封面设计：艺澜轩

科 学 出 版 社 出版

北京东黄城根北街 16 号

邮政编码：100717

http://www.sciencep.com

北京九州迅驰传媒文化有限公司印刷

科学出版社发行 各地新华书店经销

*

2025 年 9 月第 一 版 开本：720 × 1000 1/16

2025 年 9 月第一次印刷 印张：13 1/4

字数：252 000

定价：98.00 元

（如有印装质量问题，我社负责调换）

编著者名单

主　审　余昌胤　魏在荣

主　编　黄仕明　袁晓丽　陶　明

副主编　黄　议　徐晓君　黄　驰　何曼曼　苏小林　彭亚敏

编著者　（按姓氏笔画排序）

万雪霜　马银霞　王　洁　王　莉　王　俊　王　翠　王会凤　王芳芳　田时亚　田茂兰　史虹莹　付贞艳　令狐玉双　任啟勤　刘　永　刘　竹　刘　颖　苏小林　李　苏　李永红　杨　静　吴　曦　何　英　何　琼　何曼曼　汪孝玲　陈　丹　陈开永　林　巧　罗　茜　周　婷　袁晓丽　徐永素　徐晓君　高绘明　唐陆翠　陶　明　黄　议　黄　驰　黄仕明　彭　宇　彭亚敏　彭婷婷　董红琴　粟绍洁　雷　丹　廖习坪　谭先群　熊　露　潘　雪

序

健康是促进人体全面发展的必然要求，是经济社会发展的基础条件。《“健康中国2030”规划纲要》指出，要突出解决好妇女儿童等重点人群的健康问题，建立健全健康促进与教育体系，普及健康科学知识。遵义医科大学附属医院护理部立足健康中国的战略目标，组建团队编写了《儿科常见疾病健康照护》。

本书根据儿科常见疾病进行系统分类，共13章。编写过程参考了最新指南和专家共识等，内容具有科学性、实用性、先进性。各章节内容层层递进，涵盖了儿科常见疾病的基础知识、预防管理、居家健康和照护技巧等几个方面，让家长对儿童的生长发育和健康问题有更科学的认识，了解哪些健康问题需要重视，哪些问题不用过度焦虑，可采取哪些居家照护方法。本书文字通俗易懂，结合生动形象的漫画，帮助读者理解和记忆。适合大众人群，主要包括年轻家长、幼儿园教师及社区工作者等参考。

我们希望本书的出版为推进健康中国建设、提升全民健康素养做出积极贡献！

余昌胤　院长

遵义医科大学附属医院

2025年1月8日

前　言

本书聚焦儿童生长发育过程中常见的健康问题，提供最基本、实用的知识和照护技巧。编写过程遵循科学性、实用性、先进性和普适性的原则，围绕儿科常见疾病的基础知识、预防管理、居家健康和照护技巧等进行一一讲解。涵盖内容包括新生儿常见疾病、消化系统疾病、呼吸系统疾病、心血管系统疾病、泌尿系统疾病、造血系统疾病、神经系统疾病、内分泌系统与免疫性疾病等，共13章。

本书以通俗的文字、实用的办法、形象的漫画图解，让读者轻松理解和获取相关知识及技能。此外，本书配数字视频资源，让知识获取的途径更加便捷，适用于儿科护士、年轻家长、幼儿园教师及社区工作者阅读。

编写团队来自遵义医科大学附属医院，主要编写成员长期从事儿科临床护理工作，具有丰富的临床经验，保证编写内容的科学性和实用性。本书编写参考了最新教材、指南和专家共识等，在编写过程中得到了遵义医科大学附属医院各级领导、护理专家、临床护士及患儿家长的大力支持，在此一并致谢！在编写过程中尽管反复修改审核，但难免仍有不足之处，请广大读者批评指正！

黄仕明　护理部主任
遵义医科大学附属医院
2025年1月8日

目　录

第1章　新生儿常见疾病 …… 1
第一节　早产儿 …… 1
第二节　新生儿黄疸 …… 10
第三节　新生儿脐炎 …… 16
第四节　新生儿支气管肺发育不良 …… 21
第五节　新生儿败血症 …… 27
第六节　新生儿颅内出血 …… 32
第七节　新生儿肺炎 …… 36
第八节　新生儿窒息 …… 40
第2章　消化系统疾病 …… 43
第一节　腹泻 …… 43
第二节　肠套叠 …… 45
第三节　先天性巨结肠 …… 48
第四节　先天性直肠肛管畸形 …… 51
第五节　先天性胆道闭锁 …… 54
第六节　腹股沟斜疝 …… 57
第3章　呼吸系统疾病 …… 60
第一节　支气管肺炎 …… 60
第二节　支气管哮喘 …… 62
第三节　急性上呼吸道感染 …… 66
第4章　心血管系统疾病 …… 69
第一节　先天性心脏病 …… 69
第二节　病毒性心肌炎 …… 72

第5章 泌尿系统疾病 ······ 75

第一节 尿道下裂 ······ 75

第二节 先天性肾积水 ······ 77

第三节 隐睾 ······ 80

第四节 睾丸扭转 ······ 82

第五节 包茎 ······ 84

第六节 泌尿道感染 ······ 87

第七节 肾病综合征 ······ 90

第八节 急性肾小球肾炎 ······ 93

第6章 造血系统疾病 ······ 97

第一节 血友病 ······ 97

第二节 贫血 ······ 101

第7章 神经系统疾病 ······ 106

第一节 癫痫及癫痫发作 ······ 106

第二节 惊厥 ······ 109

第三节 病毒性脑炎 ······ 111

第四节 急性细菌性脑膜炎 ······ 114

第五节 吉兰-巴雷综合征 ······ 117

第六节 重症肌无力 ······ 119

第8章 内分泌系统与免疫性疾病 ······ 121

第一节 儿童糖尿病 ······ 121

第二节 性早熟 ······ 128

第三节 过敏性紫癜 ······ 130

第四节 川崎病 ······ 133

第五节 免疫性血小板减少症 ······ 136

第9章 遗传与感染性疾病 ······ 139

第一节 传染性单核细胞增多症 ······ 139

第二节 手足口病 ······ 141

第三节 脓毒血症 ······ 145

第10章 运动及康复系统疾病 ······ 148

第一节 发育性髋关节发育不良 ······ 148

第二节　全面性发育迟缓 …… 150
第三节　脑性瘫痪 …… 154
第四节　儿童孤独症 …… 157
第五节　智力障碍 …… 161
第六节　语言发育迟缓 …… 165
第七节　先天性马蹄内翻足 …… 169
第11章　小儿骨科疾病 …… 172
第一节　肱骨髁上骨折 …… 172
第二节　股骨骨折 …… 174
第三节　脊柱侧弯 …… 175
第四节　先天性肌性斜颈 …… 177
第五节　漏斗胸 …… 179
第12章　常见肿瘤 …… 182
第一节　儿童白血病 …… 182
第二节　儿童实体肿瘤 …… 187
第13章　儿童急救 …… 190
第一节　海姆立克急救法 …… 190
第二节　儿童心肺复苏 …… 192
参考文献 …… 196

第1章

新生儿常见疾病

第一节　早　产　儿

案例导入

我的宝宝出生了。她出生时的胎龄只有28周。医护人员便告诉我宝宝太小了，只有970克，自己还不会吃奶，不能维持体温正常，需要睡在特殊的保暖箱里进行保暖，还需要使用呼吸机帮助呼吸。我能为我的宝贝做些什么呢？宝贝需要经历哪些关卡才能长大呢？

一、早产儿需要经历哪些关卡

1. 呼吸关　早产儿出生后，呼吸中枢和肺组织发育不成熟，缺乏肺泡表面活性物质，会导致早产儿的呼吸不规则，出现进行性的呼吸困难，甚至发生频繁的呼吸暂停或呼吸衰竭。这时早产儿需要在医护人员的帮助下使用药物、呼吸机、氧疗等治疗方法，维持有效正常的呼吸，最终恢复肺部功能，完全靠自己畅快的

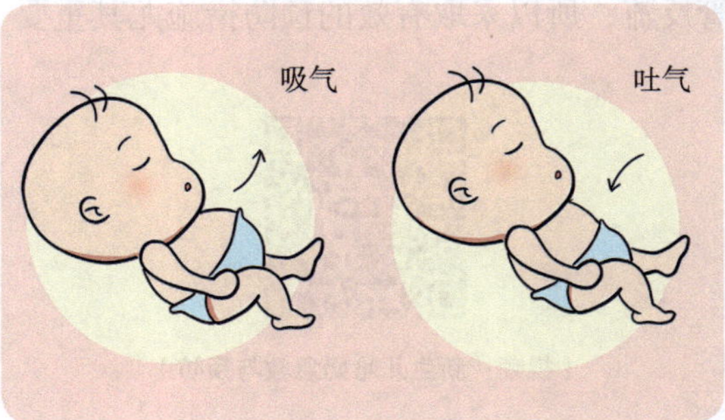

观察早产儿呼吸

“呼吸”。

2. 体温关 早产儿散热多，产热不足，加之体温调节中枢未发育成熟，体温很容易随着环境温度的变化而变化。当环境温度过低时，容易导致体温过低；环境温度过高时，出汗功能不全的早产儿，容易发生体温过高的现象。所以在早产儿娩出之后，医护人员应立即采取有效保暖措施，防止低体温发生。在之后的一段时间内，早产儿会在暖箱中生长，且医护人员会根据早产儿的体重和日龄调节暖箱的温度、湿度，维持体温在36.5～37.3℃。当早产儿体重＞2000克，能维持正常体温，且经医护人员评估后，就可以离开暖箱了。

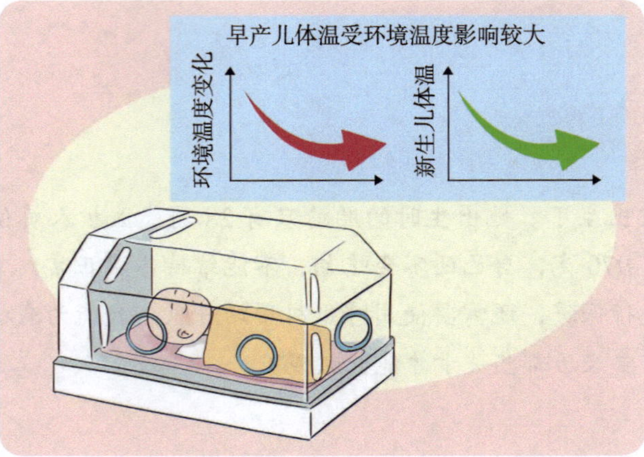

早产儿体温受环境变化而变化

3. 喂养关 早产儿吸吮、吞咽能力弱，无法自主吸吮，早期大多需要留置胃管，进行鼻饲喂养，使用安抚奶嘴锻炼早产儿的吸吮能力，让早产儿的吸吮呼吸、吞咽协调，能自行吃奶，36周后体重达标，可尝试规律喂养。

早产儿的胃容量比足月儿小，贲门括约肌未发育好，胃肠道动力弱，易导致呛咳、呕吐和胃食管反流，所以采取有效的预防措施尤其重要。

（视频：新生儿呛奶急救与预防）

早产儿胃肠道未发育成熟，耐受性差，在喂养过程中可能会出现腹胀、奶液潴留等喂养不耐受的情况。通过微量喂养、母乳喂养、非营养性吸吮、腹部按摩、抚触等措施，能改善其喂养不耐受症状，帮助其建立正常的肠道功能，最终实现全肠内喂养，但在早产儿未达到全肠内喂养时，可通过静脉输注肠外营养液，来保证营养供给及早产儿的生长需求。

早产儿的胎便形成较足月儿少且黏稠，又加上肠道的蠕动功能弱，易导致胎便延迟排出。根据早产儿排便的情况，采取腹部按摩、开塞露通便等方法，促进胎便排出。

4.黄疸关　早产儿肝脏发育不成熟，对胆红素代谢和排泄能力差，与足月儿相比黄疸出现时间更早、持续时间更长、程度更重，易发生胆红素脑病。新生儿科医护人员应根据早产儿的情况监测黄疸值，必要时进行蓝光治疗。

5.感染关　早产儿免疫系统和皮肤屏障发育不成熟，易发生感染，严重时会导致败血症、化脓性脑膜炎等疾病，甚至危及生命。为了降低其感染风险，需做好手卫生、消毒隔离等措施。同时，定时监测早产儿的生命体征，做好相关实验室检查。

6.神经系统关　早产儿神经系统发育的成熟度与胎龄有关，神经兴奋性高，易出现惊跳和抖动。部分早产儿可能会发生颅内出血、脑白质病变等并发症，需要医护人员密切观察，采取有效的保护、治疗措施。同时，根据早产儿的自身情况进行头颅超声、磁共振等检查，动态评估，给予早期干预和康复训练。

7.生长发育关　由于提前出生，早产儿的生长速度落后于正常婴儿，需要密切监控体重增长和发育指标。

二、从住院到家庭的过渡期间家长需要做什么

1.及时办理新生儿证件和医保　在早产儿住院期间，家长需及时给其取好名字，办理出生证明、上户口和医保，这样不仅可以报销门诊费用，还可以报销住院、手术等费用（办理流程：办理出生证→上户口→办理医保）。同时，了解所在地的相关惠民政策，便于报销。

2.关注产妇身心健康，学习泌乳知识　新生儿病房大多为无陪护病房，住院期间家长和患儿分离，会产生焦虑、担忧等情绪，因此，家庭成员应多关注宝妈的情绪。在患儿住院期间家长应保证睡眠，合理营养，保持情绪稳定，积极配合医师治疗。同时宝妈要了解关于泌乳的知识，为患儿提供充足的母乳。

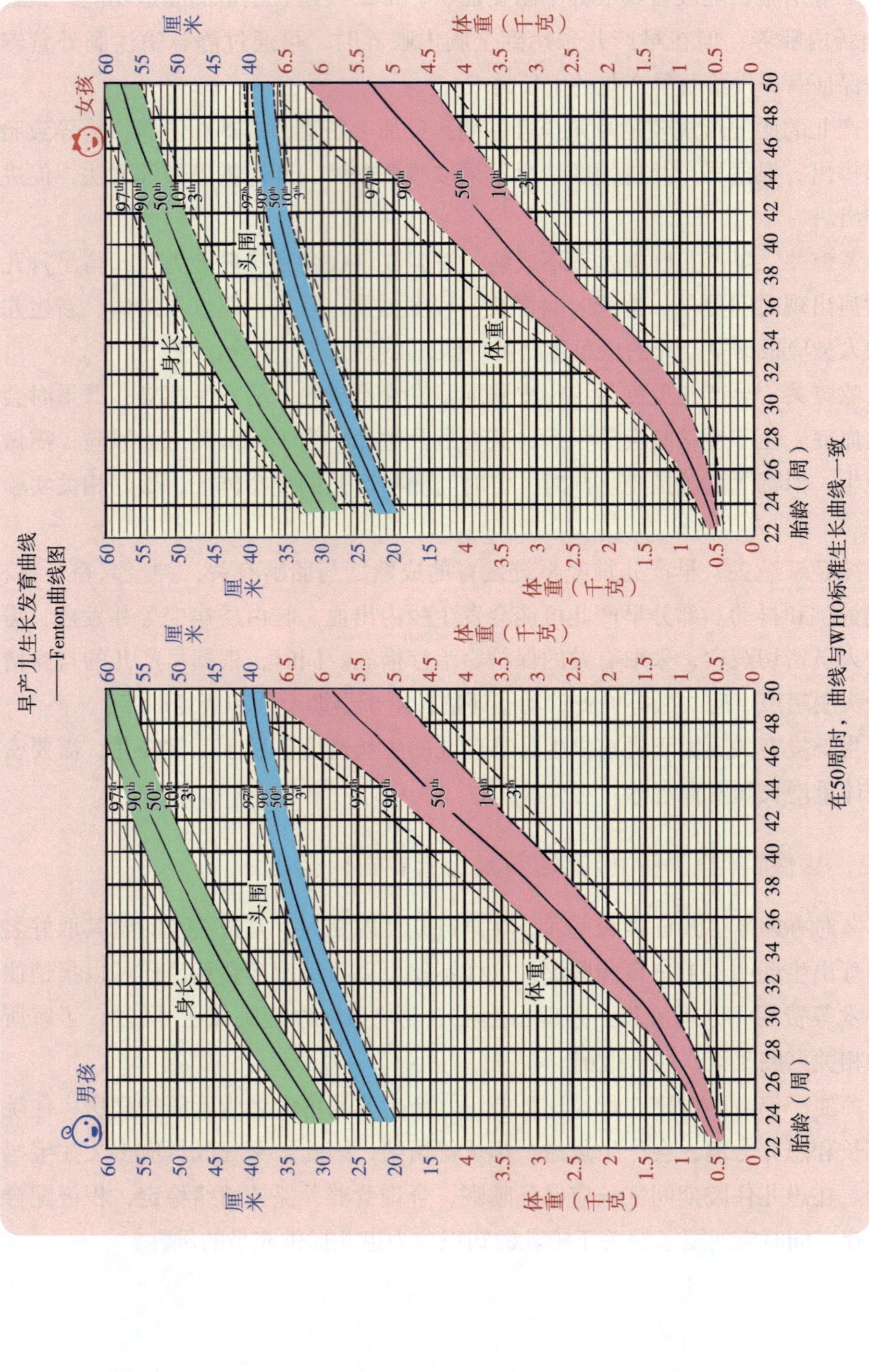
早产儿生长发育曲线
——Fenton曲线图
男孩
女孩
身长
头围
体重
厘米
体重（千克）
胎龄（周）
在50周时，曲线与WHO标准生长曲线一致

早产儿生长发育曲线图

三、早产儿出院后的照护知识

在医护人员的指导下，参与早产儿出院准备工作。如泌乳、早产儿的照护、急救、喂养、居家安全、居家疗氧等知识。

1.回家后早产儿的观察

（1）生命体征：①体温。正常值36～37.3℃，清晨2～6时体温最低，下午2～8时体温最高，新生儿体温略高于成人。②心率。新生儿心率波动较大，正常范围在100～150次/分，平均120～140次/分。③呼吸。新生儿呼吸节律常不规则，频率较快，为腹式呼吸，安静状态下呼吸频率平均为40～45次/分（呼吸观察方法：在安静或睡眠状态下，观察早产儿腹部起伏情况，一起一伏基数为一次呼吸）。

（2）皮肤温度、颜色：健康早产儿的皮肤红润、光滑、温暖有弹性，有些早产儿出生后1～2天，头部、躯干和四肢出现大小不等的红色斑丘疹，为“新生儿红斑”，1～2天可自然消退；鼻尖、鼻翼、颜面部可见米粒大小的黄白色皮疹，称为“粟粒疹”，为皮脂腺堆积所致，可自然消退。

2.居家环境及睡眠 睡眠是机体的重要生理行为过程，良好的睡眠对婴儿的体格、认知、情绪及行为的发展具有重要意义。新生儿通常吃饱后，一次能睡3～4小时，每日能睡18～22小时。

（1）早产儿居室环境要求：由于早产儿体弱、免疫力低、呼吸道还非常稚嫩，居室环境要安静，空气新鲜，光线柔和并保持室内清洁卫生。温湿度适宜，室温一般夏季26～28℃，冬季24～26℃，湿度55%～65%。每日开窗通风2次，每次不少于20分钟。冬季温度较低时，可轮换房间通风。夏季使用空调时注意，不要在风口下直吹。冬季较干燥，可添加合格的加湿器来增加室内湿度。

居室内禁烟，在外吸烟者回家后必须更换衣服，漱口、洗手后再接触早产儿。早产儿的照护者尽量固定，减少外来来访者，家中有感冒症状者应避免接触早产儿，如必须接触早产儿，需戴口罩、做好手卫生。

（2）婴儿床位置、用物的准备及睡姿：①婴儿床的摆放位置。远离窗户和热源，与父母的床距离适中，方便照护，并不时调整床的朝向。②床上用物。床垫不要太软，最好使用棉质的被子，不要使用毛毯。头侧禁止堆积衣物和玩具，避免堵住其口鼻导致窒息。③同屋分床睡。6个月以内的婴幼儿尽量与父母同屋分床睡，因为大人在熟睡时可能会没有意识地压到婴幼儿，或大人的被子堵住婴幼儿的口鼻导致窒息。④合适的睡姿。新生儿一般以平卧为主，不建议使用枕头，可适当抬高床头20°～30°。

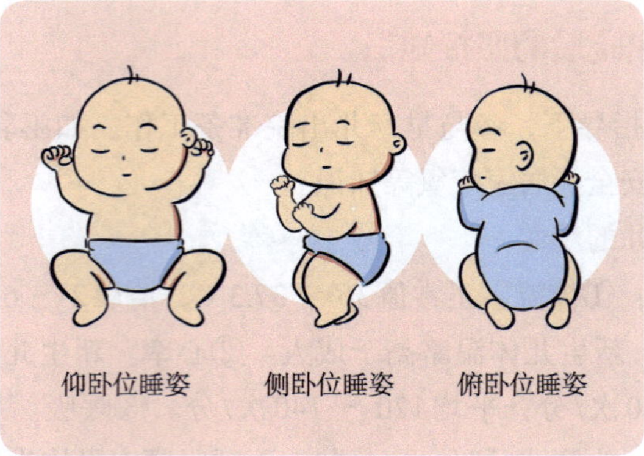

新生儿睡姿

新生儿吃完奶后应尽量给予右侧卧位，可促进消化，减少溢奶，防止误吸，1小时后可轻轻协助新生儿取仰卧位。新生儿颅骨尚未骨化完全，需经常帮助翻身，变换卧位，防止扁头发生。新生儿不应该睡在成人床上、沙发上或单独睡在椅子上，必须有家人或其他亲人监护，以免发生坠床、窒息、捂被综合征等风险。

四、意外伤害的预防与常见疾病处理

1. 婴儿摇晃症候群（shakenifant syndrome） 是指瞬间以不当的方式剧烈摇晃婴儿，或长时间无数次地快速摇晃婴幼儿，也称虐待性头部创伤。这样做可能导致脑损伤、麻痹、脊椎损伤、失明或眼受伤、癫痫发作、颅骨或椎体骨折等，甚至会让婴幼儿有生命危险！

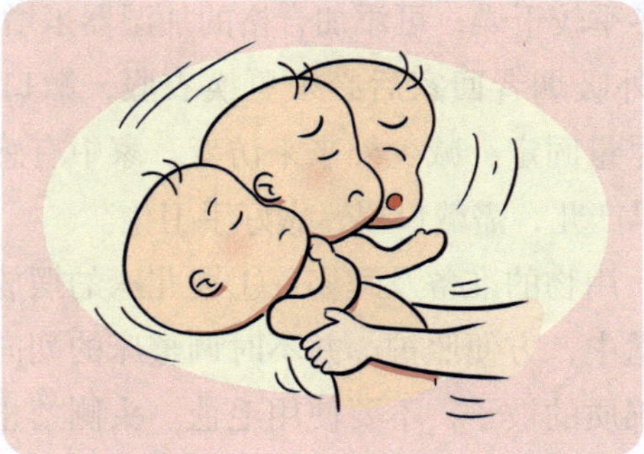

避免剧烈摇晃婴儿

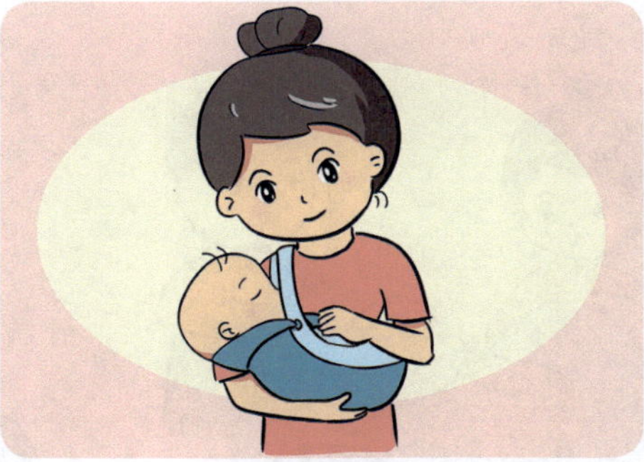

新生儿的抱姿

（1）支撑头颈部拥抱：早产儿很柔弱，颈部还不能支撑头部，家长抱宝宝时应以手掌支撑住宝宝的颈部。若使用背带，应选择适合月龄并要有支撑颈部功能的背带。

（2）避免不当行为：如以剧烈摇晃的方式安抚新生儿；在空中抛接新生儿；将新生儿抛到床上；抱着新生儿旋转；让新生儿坐在大人膝盖上，往后用力翻躺。不要过度依赖摇篮，控制使用的时间与摇晃的程度。

（3）正确安抚新生儿：新生儿哭闹时家长不要心烦意乱，因为“哭”是新生儿对外沟通的语言，家长要观察、了解其需求，并适时给予回应；帮新生儿按摩，通过身体的亲密接触来缓解其情绪，如果安抚很久还无法让其停止哭泣，最好考虑送医院检查身体是否有异常。

2.严防低温性烫伤　低温性烫伤也称为低温烧伤或低热烧伤，一般是指机体长时间接触中等温度（一般指44～50℃）的热源造成从真皮浅层向真皮深层及皮下各层组织的渐进性损害。常见可致低温烫伤的取暖物品有热水袋、暖宝宝、电热毯、取暖器等。预防低温性烫伤的措施：在保暖时避免取暖设备直接且长时间接触新生儿的皮肤，同时随时查看使用状况，发现异常及时停止使用。使用热水袋等取暖物品时，不要直接接触皮肤。使用电热毯等床上保暖设备，睡眠前要关闭电源。

3.预防捂热综合征　捂热综合征是由于过度保暖、捂闷过久引起新生儿缺氧、高热、大汗、脱水、抽搐、昏迷，乃至呼吸循环衰竭的一种冬季常见急症。1岁以内的儿童，特别是新生儿，若不注意，最易诱发此症。

预防措施：①保证居室内合适的温度，不要给新生儿包裹太多衣物，一般新生儿比大人多穿一件或者穿一样多即可。②冬季外出时切不可将新生儿包裹过多，途中更要注意观察新生儿体温、面色、呼吸变化，同时适当补充水分。③乘车时要注意空气流通。④新生儿发热时应合理退热，可松解包裹，千万不

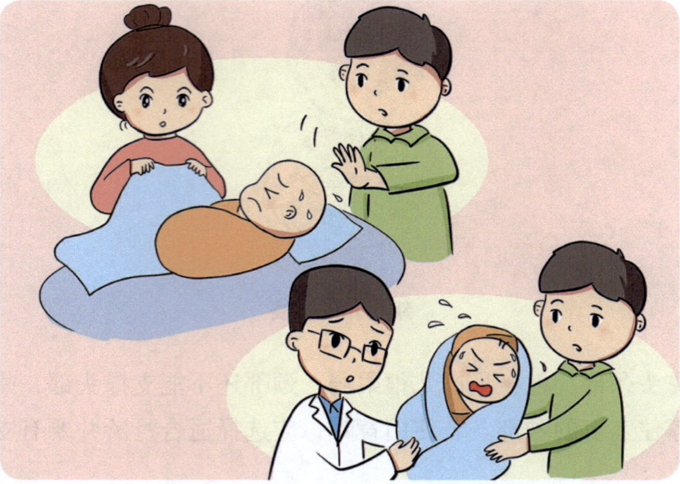

避免捂热

要采取加衣物或裹紧棉被捂汗的方法退热，那样反而会使新生儿体温继续上升。⑤合理判断新生儿冷不冷，摸后颈和后背，如果后颈部是温热的，说明衣服穿得刚刚好，如果后背有汗，甚至衣服都汗湿了，说明衣服穿多了，可适当减衣服。

4.预防新生儿感染呼吸道合胞病毒（RSV） 呼吸道合胞病毒感染是新生儿严重下呼吸道感染的病毒之一，少数可伴有皮疹。主要经空气飞沫或直接进入易感者的呼吸道，传播广、感染率高且持续时间长，多在冬春季发病。潜伏期4～5天。新生儿主要表现为发热、支气管炎及支气管肺炎，伴阵咳、呕吐、呼吸急促，少数伴胸腔积液，对于早产儿来说，结果更严重，可发生呼吸道阻塞、肺不张、缺氧、发绀、呼吸衰竭甚至窒息死亡。

（1）适当进行户外活动，衣服穿着适宜，避免过热或过冷，汗湿衣服要及时更换。

（2）尽量少去公共场所，特别是空气流通不好的场所，以免感染呼吸道传染病，居室内要每日定期开窗通风，培养良好的卫生习惯。

（3）积极治疗上呼吸道感染，避免上呼吸道病毒向下蔓延而导致支气管炎、肺炎。

（4）积极提倡母乳喂养，合理添加辅食。如营养不良及贫血，应加强营养以增强抵抗力。

（5）做好计划免疫，特别是麻疹、百白破、肺炎链球菌疫苗等，以减少肺炎的发生。

（6）注意清洁：养成良好的卫生习惯，外出回家后记得先洗手洗脸，再更换外衣。如触碰新生儿前、饭前和饭后、如厕后或更换尿布后，都需要洗手。

（7）保持玩具清洁：硬质塑料材质或者金属材质的玩具，应每天清洁。毛绒玩具应用热水洗涤，至少每周一次。牙胶、安慰奶嘴等用物需要每天清洗、消毒。

（8）注意食品安全，奶制品现吃现冲，未吃完的及时放入冰箱冷藏或弃去。

（9）家中成员如患有流感应做好隔离，无法隔离时应戴好口罩。

5.新生儿出现异常情况，请及时带新生儿去医院就诊！

（1）体温异常：正常新生儿的体温为36.5～37.5℃，当体温＞37.5℃或＜36℃时，需前往医院就诊。

（2）喂养：新生儿出现奶量无法完成，吃奶无力，反复呕吐，腹胀等。

（3）排泄：大便异常，如腹泻，大便带有恶臭味或大便颜色、性状异常（大便中带血，白色陶土样，黄色稀水或蛋花样大便等）。

（4）精神状态：如果新生儿哭声低弱，每日极少哭闹，长时间睡觉不醒，无法轻易弄醒时。

（5）皮肤颜色：如果出现面色、口唇发绀（青紫），面色苍白，应及时就医。

五、早产儿护理中的温馨小提示

1.早产儿吸吮力气不足，喂养时要耐心。一般出院初期，一次喂奶需要30～40分钟。出院回家后的3天内，每餐的喂食量先维持在医院时的原量，等适应家里的环境后再逐渐加量，以保护早产儿的胃肠功能。

2.实行少食多餐，哺喂时采用间歇式，即每吸食1分钟，将奶瓶抽出口腔，让早产儿呼吸约10秒，然后再继续喂食，可减少吐奶的发生及呼吸压迫。

3.早产儿对温度变化很敏感。要注意维持体温的恒定，以免致病。

4.采取积极的发育护理措施，促进早产儿发育，减少后遗症发生率。如肌肤抚触、被动运动操、穴位按摩、功能训练、视觉及听觉刺激等。

5.早产儿由于呼吸系统尚未发育完善，对空气污染物十分敏感，所以婴儿房必须保持空气洁净，禁烟。

6.熟练婴幼儿急救技术，如吐奶、抽搐、肤色发绀时的处理，以备不时之需。

7.与早产儿玩耍时，动作要慢，要轻，不要经常用新玩具、新面孔过分刺激早产儿。婴儿床上用品及室内家具的颜色也不宜过于鲜艳明亮，以免对早产儿产生过度的刺激。

8.定期回医院追踪检查：如听力、眼底等。出生后6个月内应1～2个月随访1次，6个月后应2个月随访1次，以后仍需继续随访。随访的重点是神经系统及生长发育评估。

9.早产儿出院后可以先让其适应居家环境，再依照出院小结上的医师建议及患儿的身体情况，按时到社区预防接种站接种疫苗。

第二节 新生儿黄疸

案例导入

壮壮是一个足月男婴，出生体重3400克，A型血，壮壮妈妈是O型血，在壮壮出生后第2天，壮壮妈妈发现他全身皮肤伴巩膜黄染，十分担心，可家里老年人却说："你们兄弟姐妹出生后都出现过黄疸，没事儿，你看你们现在不都健健康康长大了"。这种观点真的对吗？新生儿黄疸严重吗？我们究竟该如何正确看待新生儿黄疸呢？

一、什么是新生儿黄疸

新生儿黄疸，又称为新生儿高胆红素血症，是新生儿血液中未结合胆红素增高后出现皮肤、黏膜及巩膜黄染的表现。其中，约80%的新生儿在出生后早期可出现皮肤、黏膜黄染。新生儿黄疸有生理性和病理性之分。引起黄疸的原因多而复杂，病情轻重不一，重者可引起胆红素脑病，造成神经系统的永久性损害，甚至死亡。

二、新生儿为什么会出现黄疸

人体血液中的胆红素一般处于动态平衡状态，正常情况下它的产生和排泄基本相等，任何原因导致胆红素产生增多、排泄减少或者二者同时出现，都可能诱发血液中胆红素增高，从而出现黄疸。新生儿红细胞较多，但红细胞寿命较短，所以大量红细胞破坏后会释放出胆红素使血液中的胆红素水平增高。

三、新生儿出现黄疸需要做哪些检查

新生儿黄疸的辅助检查一般分为血液检查、经皮黄疸仪测定、影像学检查和黄疸目测法。

1. 血液检查

（1）血清胆红素测定：是判断新生儿黄疸是否需要干预的“金标准”。

（2）血常规：用于确定是否为红细胞增多症引起的黄疸。

（3）葡萄糖-6-磷酸脱氢酶（G6PD）测定：用于确定是否为G6PD缺乏引起的黄疸。

（4）鉴定血型+溶血试验：用于确定是否为ABO溶血和Rh溶血引起的黄疸。

2. 经皮黄疸仪测定　经皮黄疸仪测定常用的测量部位是额部和胸部。该检测方法无创、操作简单，但测量误差较大，有时不能准确反映新生儿血液中胆红素的浓度。常用于新生儿黄疸的筛查和不宜抽血时作为参照。

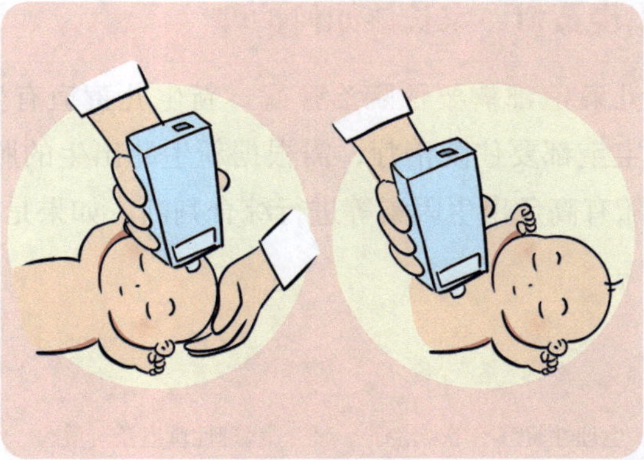

经皮黄疸仪监测新生儿黄疸

3. 影像学检查

（1）超声及X线腹部平片：主要用于确定是否存在外科方面的原因。

（2）头部磁共振成像：有助于确定是否发生胆红素脑病。

4. 黄疸目测法　目测法是一种简易地判断黄疸程度的办法，家长们可以运用此法做初步的判断。该方法只是一种粗略的评估方法，再加上每个人对颜色的主观判断不一致，所以存在误差。

黄染的范围		预估的胆红素值	建议
新生儿头面部发黄，躯干不黄	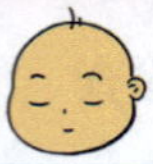	约5mg/dl（85μmol/L）	不用担心哦，但一定要密切观察
新生儿头面部及躯干发黄，四肢不黄	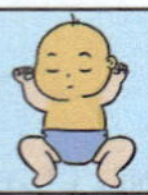	约10mg/dl（170μmol/L）	这时需要加强注意观察
新生儿黄疸至膝关节	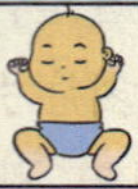	约12mg/dl（204μmol/L）	建议到医院检查一下黄疸值
新生儿黄疸至手足及背部	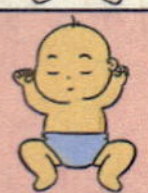	约15mg/dl（255μmol/L）	一定要到医院进行检查、治疗
新生儿黄疸至手足心	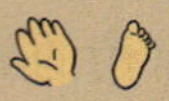	＞20mg/dl（340μmol/L）	立即到医院治疗，以免引起严重后果

目测新生儿黄疸预估胆红素值

四、新生儿出现黄疸，家长该如何护理

1.所有的新生儿黄疸都需要住院治疗吗 新生儿黄疸有生理性和病理性之分，不是所有黄疸宝宝都要住院治疗，需根据新生儿出生的胎龄、月龄、体重、母婴血型及是否伴随有高危出生因素等进行综合判断。如果是病理性黄疸则需要及时到医院治疗。

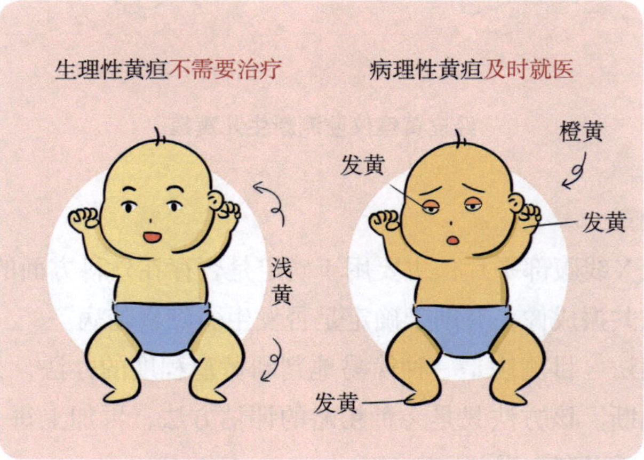

新生儿生理性黄疸和病理性黄疸

生理性黄疸 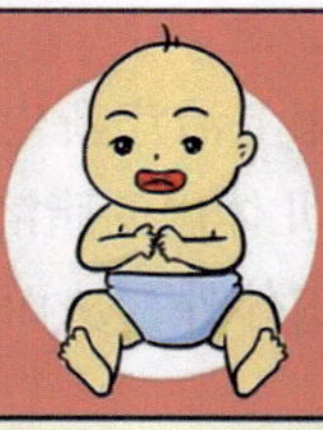	病理性黄疸 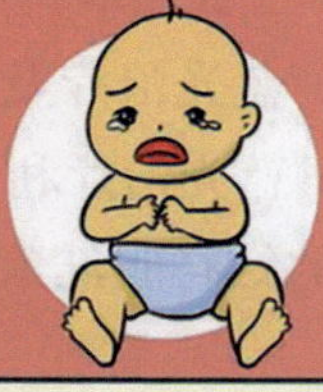
足月儿出生后2～3天出现、4～5天达高峰，5～7天消退，不超过2周	出现过早：出生后24小时之内
早产宝宝出生后3～5天出现、5～7天达高峰，7～9天消退，不超过3～4周	程度过重：血清总胆红素值达到相应日龄的光疗标准
血清胆红素： ①血清胆红素＜12～15mg/dl ②日上升＜5mg/d ③时上升＜0.5mg/dl	进展过快：每日胆红素上升超过5mg/dl
	持续时间过长：足月而大于2周，早产宝宝大于4周
宝宝一般情况良好，吃得香、睡得好、反应佳	黄疸退而复现

新生儿生理性黄疸和病理性黄疸的鉴别

2.生理性黄疸，如何护理　当发现刚出生2～3天的新生儿变成“小黄人”，首先请各位家长不要过度担忧，生理性黄疸是一种生理现象，不需要进行特殊治疗。对新生儿继续进行母乳喂养，保持大便通畅。但是家长仍需继续监测皮肤黄染的进展情况，如发现皮肤黄染加重，应及时到医院进行检查、治疗。

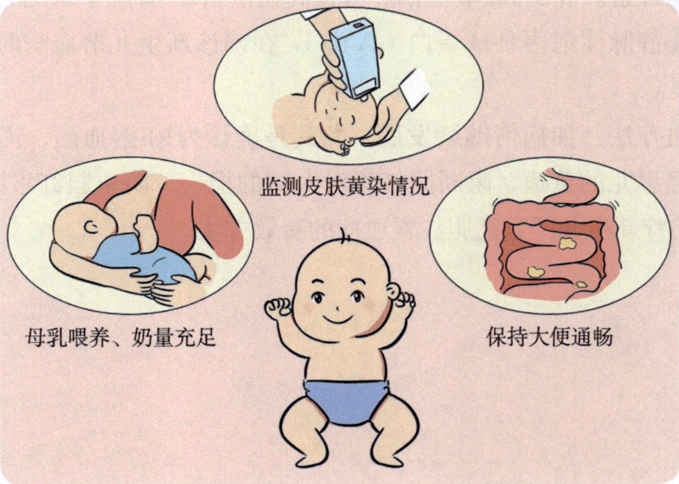

新生儿黄疸的护理

3. 新生儿出现病理性黄疸，如何治疗和护理

（1）蓝光治疗及护理：蓝光治疗是临床上治疗新生儿黄疸最常见、最有效的方法。蓝光治疗利用光-氧化作用，使患儿体内的脂溶性未结合胆红素转化为水溶性的结合胆红素，通过尿液或大便排出体外，从而减轻黄疸及其对机体的影响。

蓝光治疗过程中护士应用防蓝光眼罩保护宝宝的眼睛，用防蓝光纸尿裤遮盖患儿的生殖部位，并随时观察患儿的一举一动，确保安全。

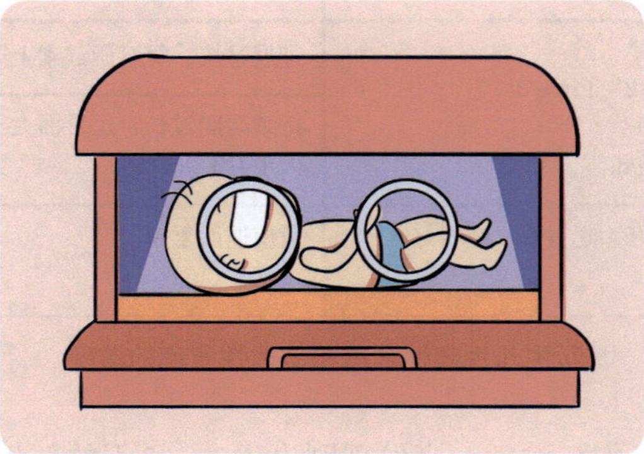

蓝光治疗

（2）药物治疗：①肝酶诱导剂。可增加肝细胞摄取游离胆红素的能力，从而增强肝脏清除胆红素的能力。②白蛋白。增加胆红素和白蛋白的联结，可减少血液中的游离胆红素。③5%碳酸氢钠。可提高血液pH，有利于未结合胆红素与白蛋白联结。④静脉注射丙种球蛋白（IVIG）。在确诊新生儿溶血病时应用，可减缓溶血的进展。

（3）换血疗法：如病情继续发展，尤其是确诊为Rh溶血病，需进行换血疗法，迅速减轻患儿的黄疸，阻断胆红素对大脑的损害，防止胆红素脑病的发生，换血疗法是治疗新生儿严重高胆红素血症的有效方法。

五、什么是母乳性黄疸？母乳性黄疸产生后需要停母乳吗

早发型母乳性黄疸与迟发型母乳性黄疸

类型	早发型母乳性黄疸	迟发型母乳性黄疸
病因	由于新生儿摄入量少，代谢和肠蠕动会变慢，大小便次数减少，胎粪不能及时排出，而胎粪内大量胆红素会被分解并在肠道重新吸收至血液，使血内胆红素水平升高，从而发生黄疸	原因尚不清楚，有学者认为是由于母乳中雌激素引起肠道内葡萄糖醛酸苷酶的活性增加，从而增加结合胆红素转变为未结合胆红素并重吸收进入血液，血液里胆红素数量增加，导致新生儿的黄疸加重或迟迟不退
出现时间及持续时间	出生后母乳喂养2～3天时出现，4～7天达高峰	出生后母乳喂养6～9天出现，也可在生理性黄疸减轻后再次加重，持续时间可达4～12周
新生儿表现	一般情况好，无溶血或贫血表现，精神反应好，吃奶、睡眠、大小便正常，生长发育良好	多数一般情况良好，无明显临床症状，但血游离胆红素峰值超过生理范围，以轻度、中度多见，重度较少见
护理措施	改善哺乳技巧、增加哺乳次数等方法，让新生儿摄入足够乳汁，这样黄疸多半就会逐渐消退，无须停母乳	轻度、中度：一般情况良好，肝功能正常，总胆红素并不是太高，不会影响新生儿的生长发育，不需要停喂母乳。重度：需暂停母乳改用配方奶，去医院就诊，经治疗黄疸消退出院后，可继续母乳喂养

六、关于新生儿黄疸的常见误区

新生儿黄疸的常见误区

常见误区	正确解答
十个新生儿九个黄，不用治疗，黄疸自己会退的，不要大惊小怪！	生理性黄疸属于正常现象，绝大部分轻度黄疸的新生儿，可以自行消退 病理性黄疸，不治疗或延误治疗可引发胆红素脑病，造成永久性脑损伤，甚至死亡
新生儿出现黄疸，晒太阳就可以好，没有多大点事！	虽然太阳光线中也有蓝光，晒太阳也能帮助新生儿退黄，但是由于自然环境下皮肤暴露面积很有限，所以作用并不大，并且太阳光中还有紫外线，长时间照射会晒伤新生儿
新生儿出现黄疸是母乳惹的祸，不喂母乳就好了！	如果新生儿是母乳性黄疸，一般情况良好，肝功能正常，总胆红素并不是太高，不会影响新生儿的生长发育，则不需要停喂母乳，如果新生儿是重度的母乳性黄疸，则需要去医院就诊，经治疗黄疸消退出院后，可继续母乳喂养

续表

常见误区	正确解答
新生儿出现黄疸，多喝点白开水、糖水，多排尿可以退黄！	众所周知，母乳是孩子最好的营养来源，新生儿生长发育迅速，需要充足的营养供应，而水和糖水的能量单一，不但不能满足孩子生长发育的需要，还可能影响正常母乳的摄入，而“糖水退黄”的说法目前并没有科学依据，所以不建议给孩子多喂白开水和糖水，而应该多鼓励母乳喂养
新生儿出现黄疸，可以自行采用家庭光疗来退黄！	光疗有严格的标准，需医师评估确认。光疗的效果取决于光疗设备的质量及使用设备的正确操作方法。不建议存在胆红素脑病危险因素的新生儿进行家庭光疗。对于需要光疗治疗的患儿，建议在正规医院实施治疗，保证患儿的安全和治疗效果

第三节　新生儿脐炎

案例导入

1月初，李女士剖宫产下一子，住院7天平安带宝宝回家。初为人母，李女士在网上查询到初生宝宝容易着凉，尤其是肚脐有伤口不能沾水，所以每天仅帮儿子擦一下脖子和屁股，脐部一直用脐带卷包裹，没有关注脐带脱落部位的变化情况。1周后，宝宝哭闹不停，有时哄哄就没事了，可最近两天怎么哄都没用，宝宝突然发热，体温高达38.9℃，李女士和丈夫吓坏啦，急忙把宝宝送到医院，医师打开宝宝腹部的脐带卷，发现宝宝脐周红肿，还有脓性分泌物，李女士被吓到了，这是怎么了？

一、新生儿脐带什么时候脱落

新生儿出生后，医师会给新生儿的脐带扎结，此时脐带残端呈新鲜状态。几个小时后脐带残端会变成棕白色，出生后24小时呈干瘪状，然后变细、变黑色，最终脱落。大部分新生儿出生后10～14天脐带残端自然脱落，14～18天完全愈合。但因脱落时间存在个体差异性，有部分新生儿脐带脱落时间会更长，尤其是早产儿。

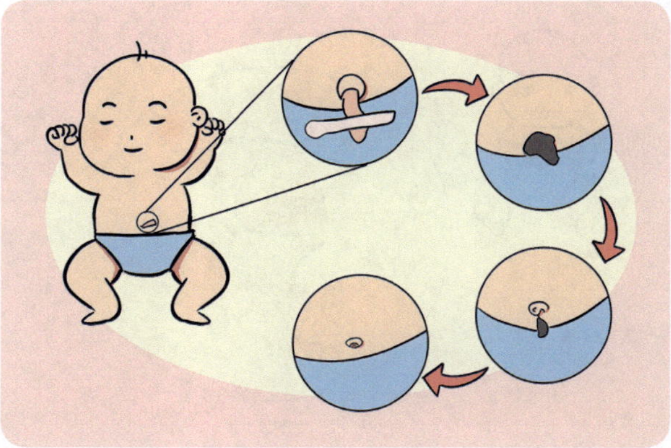

新生儿脐带脱落过程

二、什么是新生儿脐炎

新生儿脐炎可分为急性脐炎和慢性脐炎。急性脐炎是指脐带残端被细菌入侵、繁殖引起的局部炎症。早期可出现脐部轻度红肿，伴有少量分泌物，患儿哭闹。如不及时处理则会导致患儿的脐部红肿加重，脓性分泌物较多，常伴有臭味，严重者还会引起败血症、腹膜炎等疾病，危及患儿的生命。

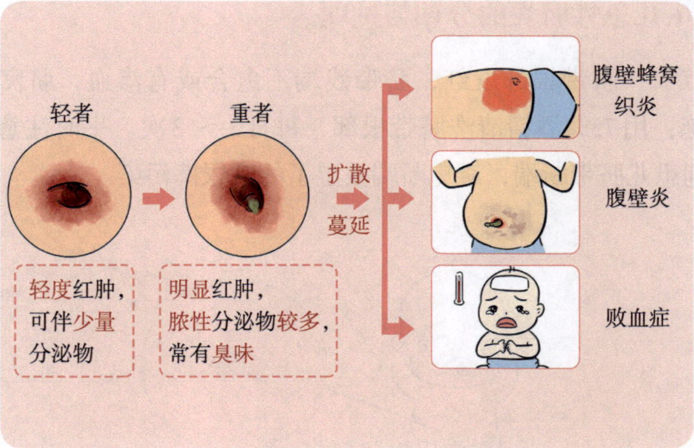

急性脐炎的临床表现

慢性脐炎是指未脱落的脐带残端被衣裤、纸尿裤反复摩擦或涂抹的痱子粉等异物刺激引起的慢性炎症反应，患儿脐部形成肉芽肿，为一个樱红色小肿物突出于体表外，流黏性分泌物，经久不愈。

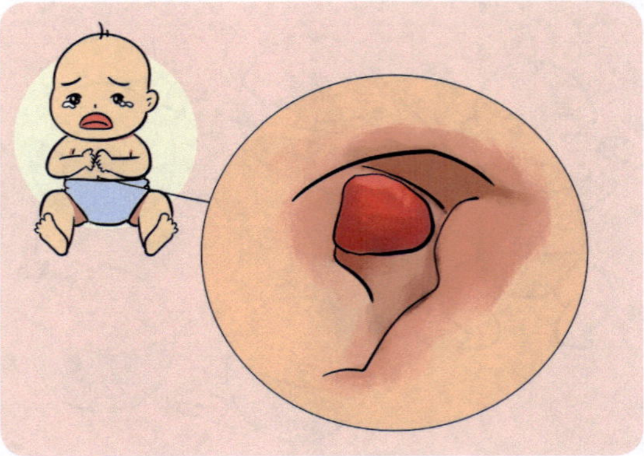

慢性脐炎的临床表现

三、新生儿脐炎的治疗

急性脐炎脐周无扩散者，局部用75%酒精清洗，每日2～3次，有明显脓液、脐周有扩散或全身症状者，除局部消毒处理外，还需进行抗生素治疗。

慢性脐肉芽肿可用硝酸银棒或10%的硝酸银溶液涂擦，大肉芽肿可用电灼、激光治疗或手术切除。

以上治疗方法需要在医院内由医护人员进行操作。

四、新生儿急性脐炎的分期与护理

1. 初期症状 脐带根部发红，脐带残端不愈合或有渗血，脐窝湿润，有渗液。护理措施：用75%酒精清洗脐带根部，每日2～3次。平时注意衣物和尿不湿不要摩擦到患儿脐带断端，避免断端被湿了的纸尿裤污染。

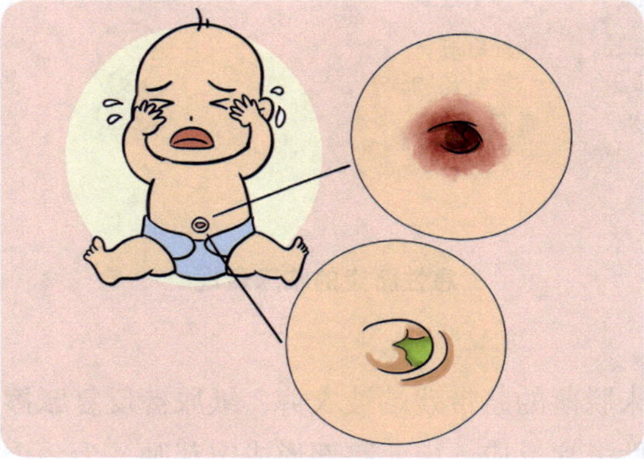

急性脐炎初期症状

2. 中期症状　肚脐周围皮肤出现红斑、肿胀，局部发热、发硬，疼痛明显，脐窝脓性分泌物，脐周皮肤红肿加重，有时形成局部脓肿。

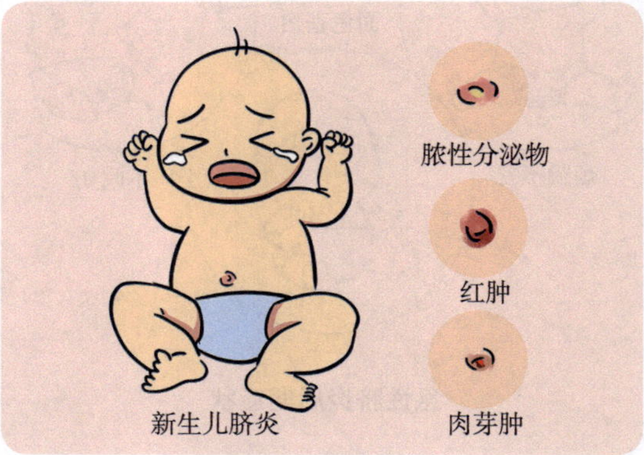

急性脐炎中期症状

及时就医。使用3%过氧化氢溶液和75%酒精消毒脐部，并去除脓性分泌物，在局部涂抹抗菌药膏，必要时将脓性分泌物送检。

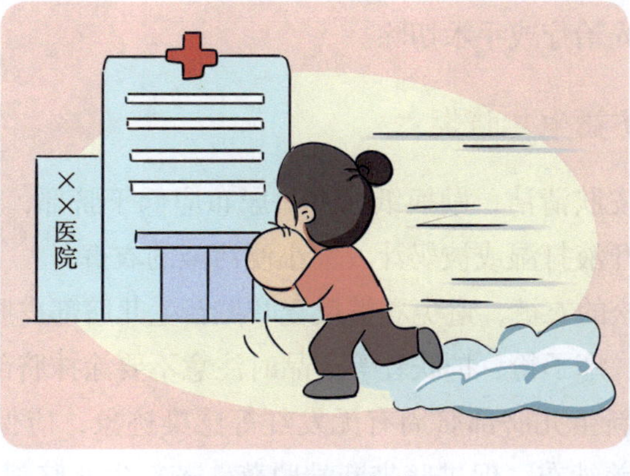

紧急送医院治疗

3. 后期症状　患儿出现发热或体温低、睡眠明显增加，感觉总是喊不醒、不吃奶、易激怒、烦躁不安，甚至出现黄疸或黄疸加重，这个时候往往已出现了腹壁蜂窝织炎、败血症或腹膜炎等严重并发症。

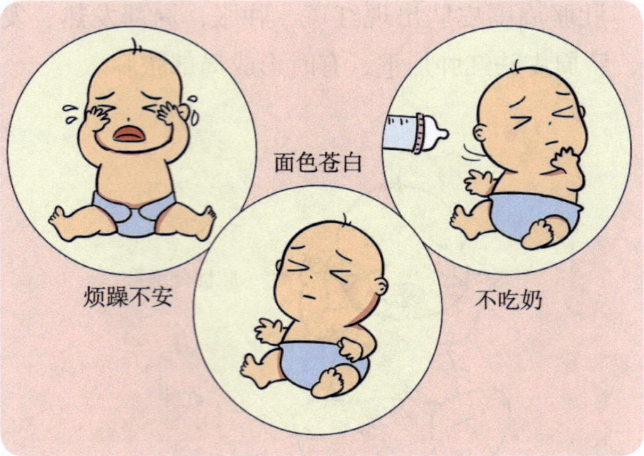

急性脐炎后期症状

急诊就医，医师会根据患儿脐部和全身表现给予治疗和护理。

五、新生儿慢性脐炎的护理

当新生儿脐部发现小小的红色肿物突出时，应及时将患儿送到医院进行诊断治疗。对于小的肉芽肿，医师会使用硝酸银棒或10%硝酸银溶液涂擦，大肉芽肿则需要用电灼、激光治疗或手术切除。

六、如何预防新生儿脐炎

1.保持新生儿皮肤清洁，勤换纸尿裤，尿布应低于脐部，以免大小便后污染脐部。及时更换被汗液打湿或被奶汁、大小便污染的衣裤。

2.穿纯棉、宽松的衣裤，避免衣裤反复摩擦新生儿脐部皮肤。

3.涂抹护肤油、痱子粉、护肤乳等产品时注意不要涂抹脐部。

4.应注意观察新生儿脐部脐周有无发红等感染迹象，应保持脐带残端清洁、干燥、暴露，不覆盖纱布，促进脐带断端脱落。若新生儿脐部有少许分泌物、少许血痂、新生儿沐浴后脐部被打湿或被大小便污染时，则需要正确的进行脐部护理。

七、脐部护理

1.脐部护理前应先洗手，注意给宝宝做好保暖，环境温度舒适，维持室温在26～28℃，湿度55%～65%。

2.轻轻提起宝宝脐带，用医用脱脂棉签蘸75%医用酒精，由脐根到脐轮依次由内向外顺时针方向擦拭消毒。一根棉签用完后重新换取新的一根，切忌反复使用同一根或由外向内涂抹，棉签蘸1/3～1/2的酒精，不要蘸太多。蘸取酒精的棉签和手指都不要触碰到酒精瓶口避免污染。

3.待消毒液干燥后再穿好纸尿裤。

（视频：新生儿脐部护理）

第四节　新生儿支气管肺发育不良

案例导入

我的宝宝是一个26周出生的早产儿，出院时宝贝还是不能完全脱氧，医师告诉我宝宝有支气管肺发育不良，需要居家氧疗，回家后我如何照护我的宝宝呢？

一、什么是支气管肺发育不良

支气管肺发育不良（broncho-pulmonary dysplasia，BPD）又称新生儿慢性肺疾病，是一种由于肺发育受阻和出生后肺损伤而导致的呼吸系统危重症，多发生于32周以下早产儿。轻度：不需要额外吸氧；中度：需要吸氧浓度＜30%；重度：需要吸氧浓度≥30%。

二、如何判断新生儿发生了支气管肺发育不良

新生儿支气管肺发育不良的诊断主要依据临床表现、影像学检查及实验室检查等方面。

三、哪些原因会造成新生儿支气管肺发育不良

支气管肺发育不良的病因复杂，其主要病因及危险因素如下。

早产儿	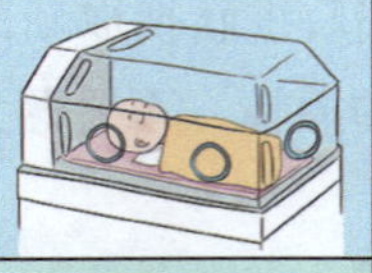	由于肺部发育尚未成熟，容易受到各种因素的影响，导致支气管肺发育不良的发生
高浓度吸氧	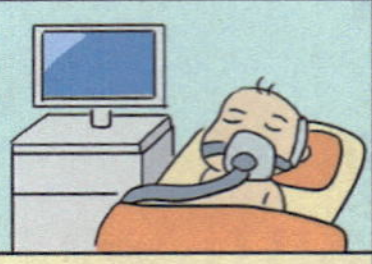	长时间高浓度吸氧可能会导致新生儿肺部组织受损，进而引发支气管肺发育不良
气压伤	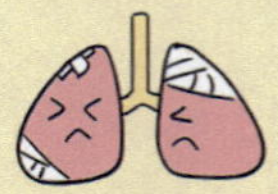	使用呼吸机帮助患儿进行辅助呼吸治疗时，气压过高可能导致新生儿肺部组织受到损伤，引发支气管肺发育不良
感染	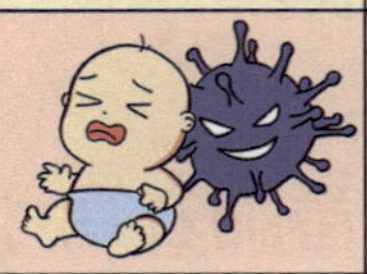	出生前后受到感染，如宫内感染、呼吸道感染等，可能导致肺部组织受损，引发支气管肺发育不良

新生儿支气管肺发育不良的危险因素

四、新生儿支气管肺发育不良会有哪些常见症状

1. 持续性呼吸困难 患儿可见持续的呼吸急促或呼吸困难，即使在休息时也是如此。可伴有鼻翼扇动（鼻孔周围皮肤随呼吸起伏）和胸壁凹陷（在吸气时胸部下方或肋骨之间出现凹陷）。

2. 氧合不足 皮肤可能显得苍白或灰白，特别是在口周、鼻周和甲床处。由于肺部功能受损，患儿需要额外的氧气来维持正常的血氧水平。

3. 喂养困难 呼吸困难可导致患儿在喂养时感到疲劳，因此不愿意进食或进食量减少。长时间用力呼吸可导致患儿疲劳和体重增长缓慢。

4. 生长发育迟缓 支气管肺发育不良患儿由于呼吸困难和能量消耗增加而导致生长发育迟缓。

5. 反复呼吸道感染 支气管肺发育不良患儿更容易受到呼吸道感染的侵袭，如肺炎、支气管炎等。这些感染会加重原有的呼吸困难症状，并需要更长时间的治疗和恢复。

6. 喘息和咳嗽 患儿可表现出喘息声或咳嗽，尤其是在呼吸道受到刺激或感染时。

7. 听诊异常 医师在听诊时可能会听到肺部湿啰音或哮鸣音，这些都是肺部功能受损的体征。

8. 其他症状 多汗、烦躁不安、睡眠质量差等症状，这些都与呼吸困难和不

适有关。

上述症状并非全部都会出现，严重程度也会因个体差异而有所不同。若家长发现新生儿出现上述任何症状，应及时咨询医师并进行进一步的评估和治疗。同时，对于早产儿和高危儿，医师会定期随访和监测，以便及时发现并处理潜在的支气管肺发育不良问题。

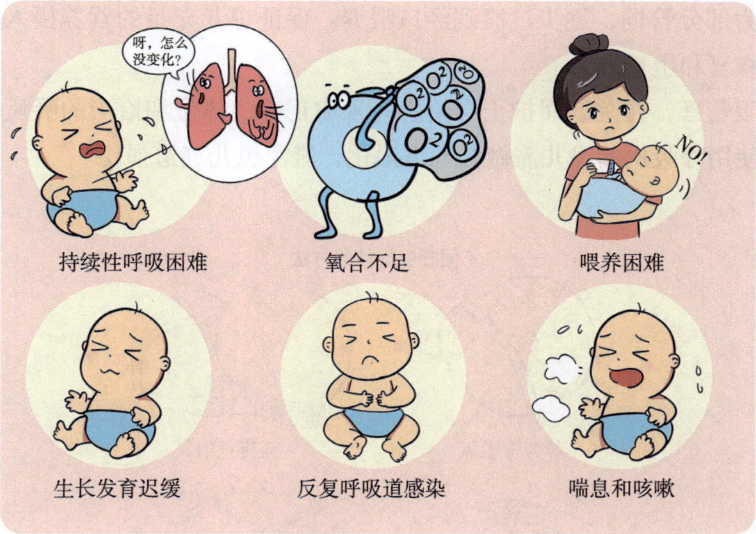

新生儿支气管肺发育不良常见症状

五、新生儿支气管肺发育不良如何治疗

新生儿支气管肺发育不良的治疗方法如下。

1.氧疗　根据患儿的病情严重程度，给予适当的氧疗，严格控制给氧浓度，维持经皮血氧饱和度在90%～95%即可，以改善低氧血症和呼吸困难。根据患儿病情及血氧饱和度情况，进行脱氧训练，逐渐撤氧。

2.肺表面活性剂治疗　通过静脉注射肺表面活性剂，增强肺泡表面活性蛋白的功能，改善肺部通气功能。

3.液体管理　由于肺水肿是支气管肺发育不良改变，故应对液体适当限制，有助于改善肺顺应、阻力、分钟通气量、肺泡通气量，减少氧的需要，缩短呼吸机应用时间。

4.肺康复训练　在专业人员指导下进行深呼吸练习、体位引流及胸部物理治疗等肺康复训练，以促进肺部液体清除及增加通气效率。

5. 抗生素治疗 根据感染类型和严重程度选择合适的抗生素方案，以控制感染并防止病情恶化。

6. 早期喂养 为预防BPD的发生，对早期的BPD患儿实施营养支持是必需的，对喂养困难的患儿应早期给予微量喂养。所谓早期喂养就是对早产儿出生后24小时内即可开始开奶，有条件者尽量使用母乳喂养。护士根据早产儿喂奶时的吸吮、呼吸、吞咽情况及结合患儿生长发育特点给予口腔功能训练，帮助患儿从全管饲改为部分管饲，逐步过渡到经口喂养。保证患儿充足的营养摄入，促进肺部组织的修复和生长。

7. 呼吸管理 住院期间护士会给患儿采取正确的体位和恰当的吸痰保持呼吸道通畅，使用呼吸机的患儿需做好气道湿化，避免患儿气道损伤。

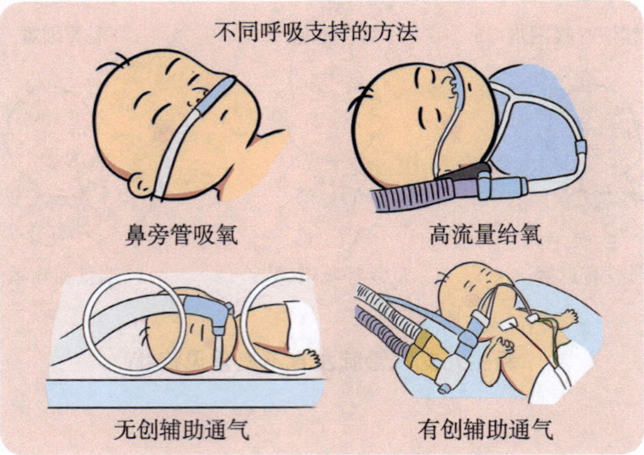

不同呼吸支持方式

8. 基础护理 接触患儿时应注意手卫生，做好患儿口腔、脐部、皮肤、臀部护理。

六、支气管肺发育不良的患儿回家后家长需注意哪些方面

1. 预防感染 注意手卫生，常洗手，尤其是接触患儿前；保持室内空气清新，定期开窗通风，保持室内温湿度适宜，避免受寒；房间内有充足的阳光，室内绝对禁烟，根据不同的温度适时加减衣物，尤其是春季，气候多变，防寒保暖，尽量避免感冒。

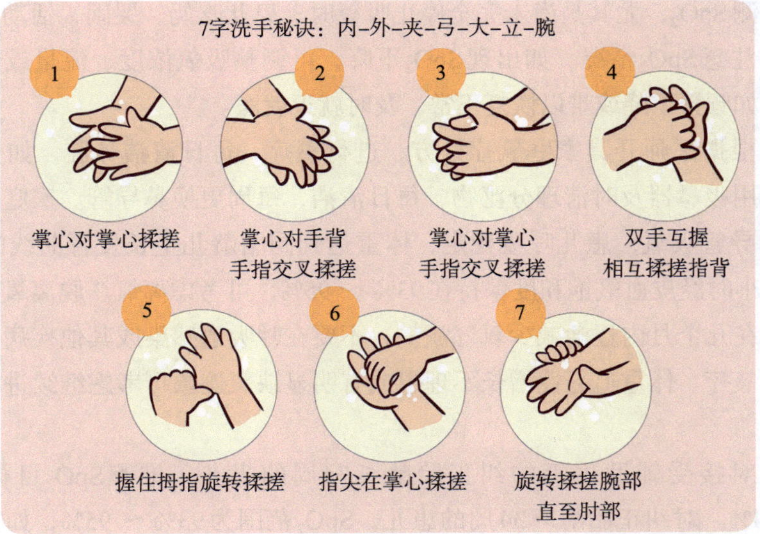

洗手步骤

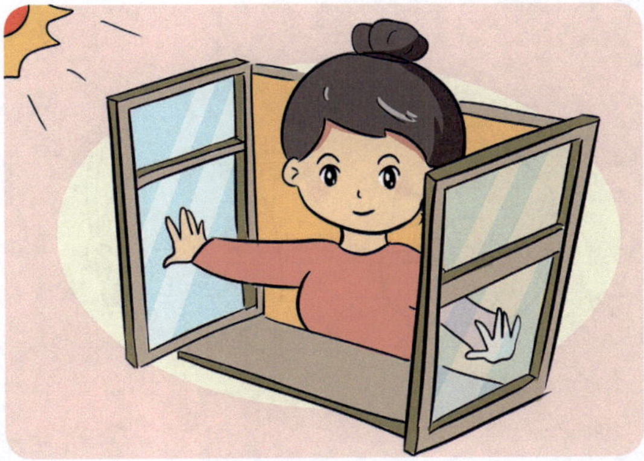

开窗通风

2.居家环境良好，避开过敏源 家中尽量不用有强烈刺激性气味的物品如香水、空气消毒剂等；不要养宠物；不用地毯，常洗床单等被服，洗净后再阳光暴晒6小时以上，以防止螨虫生存；不在室内刷漆、喷洒杀虫剂或清洁剂等。

3.居家氧疗注意事项

（1）家庭氧疗需准备轻便制氧机、吸氧鼻导管、脉氧仪。根据设备说明书予以更换湿化水。流量大于1L/min或通过气管切开术给予氧气时，建议加温加湿，可采用热湿交换器。准备便携捆绑式婴幼儿氧饱和度仪监测患儿的经皮氧饱和度（SpO_2）、家用制氧机提供氧气（可调氧流量2～8L/min，氧浓度21%～95%）。建议连续监测SpO_2，尤其是尚未完全停止吸氧时。患儿吃奶、哭闹、活动、睡眠时也应额外注意SpO_2情况。如出现SpO_2下降，可调整吸氧浓度、流量或停止活动后观察，如频繁下降或难以恢复正常，及时就近就医。

（2）根据医师开具家庭氧疗处方，进行氧疗。每日清洁鼻腔，如分泌物多可选择使用吸鼻器及时清理分泌物，每日清洁，每周更换鼻导管。家庭吸氧建议低流量鼻导管吸氧，患儿呼吸稳定，体重达到同胎龄儿生长发育曲线的25%～50%，24小时经皮血氧饱和度保持在93%～95%，可考虑离氧。脱离氧疗必须循序渐进，在几个月内逐渐减少氧气流量，不要在呼吸道感染或其他疾病过程中减少或停止氧疗。体重追赶性增长不理想或有明显缺氧迹象可考虑继续进行现有的氧疗。

（3）对接受辅助供氧的纠正胎龄≤34周的患儿，推荐SpO_2目标范围为90%～94%。对纠正胎龄＞34周的患儿，SpO_2范围为93%～95%，如在此目标范围下出现持续性呼吸急促，呼吸做功增加，睡眠中频繁出现氧饱和度下降，肺动脉高压和生长不良，则需到医院就诊。

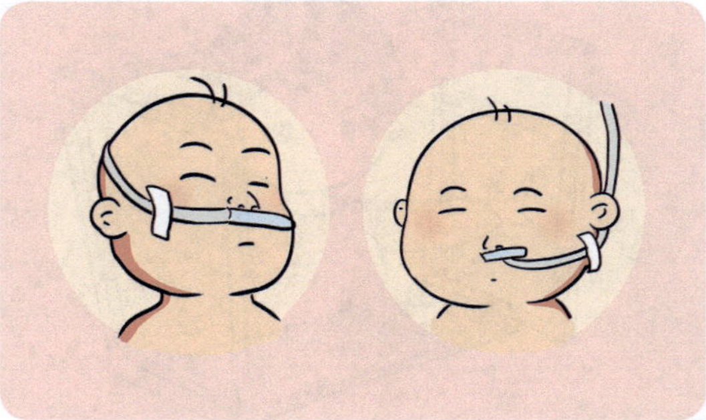

鼻导管固定方式

4. 出院喂养　根据随访医师指导进行合理喂养。

5. 监测体格生长发育　生长参数包括体重、身长和头围，建议出院后前6周为每1～2周监测1次，以后继续每2周或每月监测1次直至生长状况稳定且与矫正月龄相符，随后按普通儿童进行监测。

6. 定期进行神经发育评估（不限于）　矫正胎龄40～44周完善NBNA评分、全身运动评估（GMs）；矫正3月龄：GMs、头颅MRI、听力；矫正6月龄：贝利婴幼儿发育量表。及时合理居家康复训练。

7. 随访　随访次数和时间应在专病随访门诊医师指导下进行。

第五节　新生儿败血症

案例导入

丫丫是一个二胎家庭的宝宝，家里人都很喜欢她，这几天哥哥感冒发热了，每天还是要和丫丫一起玩耍，可这几天丫丫突然不爱动，也不怎么吃奶，有时吃奶后大口吐奶，今天早上丫丫还发热了，妈妈赶紧带丫丫去了医院，经医师诊断为新生儿败血症，需要住院治疗。一听要住院，丫丫妈妈可着急啦，什么是败血症呀，怎么得了败血症呢？宝贝住院我要做些什么呢？以后又该如何预防呢？

一、什么是新生儿败血症

新生儿败血症是指在新生儿期（即出生28天内）发生的一种严重的感染性疾病，病原体会侵入新生儿的血液中，并且在血液中生长繁殖、产生毒素，造成全身感染。新生儿败血症的早期往往缺乏典型的临床表现，且病情进展十分迅速，若不及时治疗，往往会快速恶化。

二、新生儿败血症的感染途径

1.宫内感染　母亲在妊娠期造成宫内感染，或发生败血症，细菌会经过胎盘血行感染胎儿，所以宫内感染是新生儿败血症的一个主要感染途径。

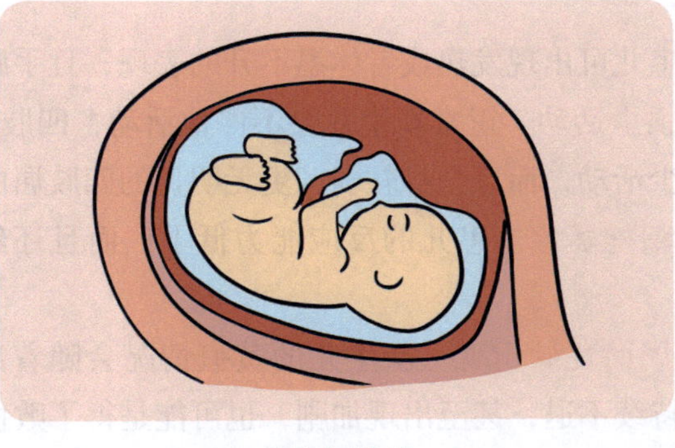

子宫与胎儿

2. 产时感染 在分娩过程中，如果生产时间较长，出现难产和胎膜早破等情况时，细菌可由产道上行进入羊膜腔，胎儿如果吸入了受污染的羊水，会患上肺炎、胃肠炎、中耳炎等炎症，这些会进一步发展成败血症。另外，在生产过程中如果消毒措施没做好，或助产不当、复苏损伤等都可能让细菌有可乘之机，从皮肤、黏膜破损处进入血液中，造成败血症。

3. 产后感染 产后感染是指新生儿出生后，细菌从新生儿的肚脐、皮肤、黏膜、呼吸道、消化道、尿道等途径侵入血液循环，这是最常见的一种感染途径，一般新生儿的脐带是细菌最易侵入的门户。

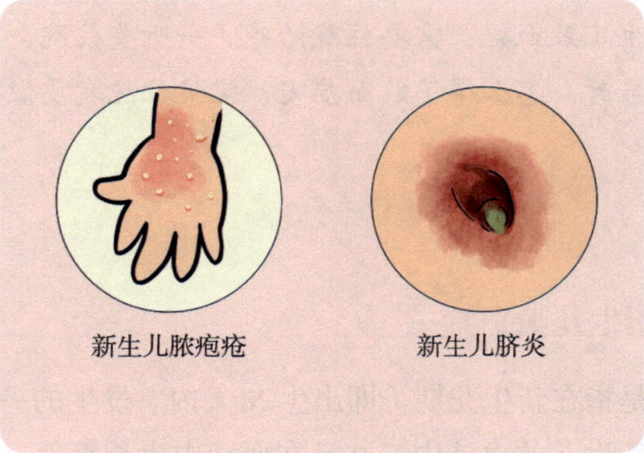

产后感染途径

三、新生儿败血症的症状有哪些

1. 吃奶少，吮吸力弱 患儿吃奶时，好像不是很饿，吸吮时没有力气，还容易呛奶。

2. 哭声小，像小猫叫 患儿经常不哭不闹，或者是哭声非常低微，可能得了败血症。

3. 体温异常 患儿可出现发热或者体温不升的表现，且手脚冰凉。

4. 全身疲软，很少活动 正常新生儿会不停地活动，四肢屈曲有力。而败血症的患儿，不仅很少活动，而且全身软弱，更无明显的四肢屈曲反应。

5. 反应迟钝，精神萎靡 患儿的反应能力低下，而且还经常表现为昏昏欲睡，毫无精神。

6. 黄疸不退或周而复始出现 新生儿的黄疸情况会随着出生时间而慢慢消退，如果黄疸症状持续不退，甚至出现加剧，也可能是得了败血症。

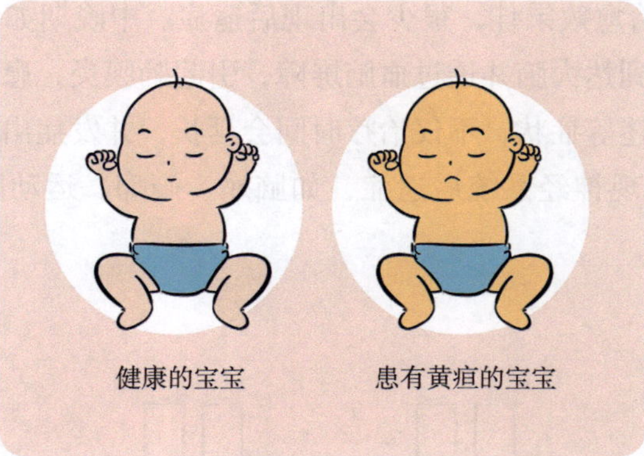

黄疸宝宝

7. 体重不增加 正常的新生儿体重会在出生7～10天后慢慢恢复，之后还会每天增加。患有败血症的新生儿，不仅生理体重不在正常范围内，而且还会出现体重长期不增加的情况。

8. 休克 新生儿出现面色苍白、发绀、呻吟、呼吸困难或皮肤出现花纹、硬肿等情况时，需立即就医。

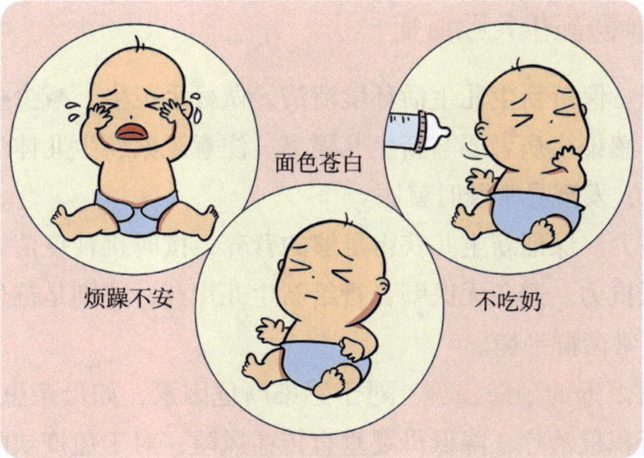

较为严重的表现

四、新生儿败血症可治愈吗

新生儿败血症的预后根据其治疗时机的不同，效果也不同。

败血症的早期，脑脊液结果正常，血液中的细菌没有通过血脑屏障侵犯到大脑，即没有并发化脓性脑膜炎，这种情况下给予足量、足疗程的抗生素治疗，一般为10～14天，治愈效果佳，很少会出现后遗症。中晚期如果并发化脓性脑膜炎，细菌随着血流到达大脑并透过血脑屏障，引起脑膜炎，患儿会出现频繁或持续抽搐、长时间昏迷等症状，不仅治疗时间会延长，并发症出现的概率也会随之增加，还可能会出现神经系统后遗症，如脑瘫、癫痫、运动障碍、智力低下等情况。

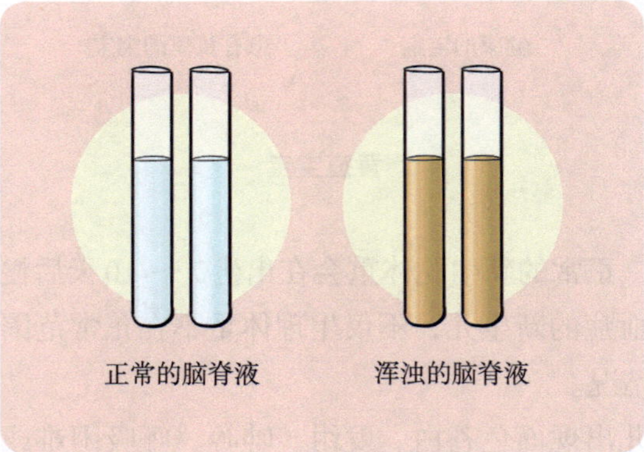

正常脑脊液和浑浊脑脊液对比

五、如何预防新生儿败血症

1.加强护理 保持新生儿生活环境清洁，做好手卫生，减少病原体滋生，避免感染。成人有感染疾病者要与新生儿隔离。注意观察新生儿体温、呼吸、心率等生命体征变化，发现异常及时就医。

2.提高免疫力 保证新生儿获得足够的营养；按时接种疫苗，增强新生儿对常见病原体的抵抗力。避免无医嘱自行给新生儿用药，特别是抗生素类，以免破坏新生儿体内正常菌群平衡。

3.针对高危因素的预防措施 对于感染高危因素，如母亲患有感染性疾病，应在分娩前进行积极治疗，降低母婴垂直传播风险；对于免疫缺陷高危因素，如先天性免疫缺陷，应在妊娠期进行筛查和诊断，及时采取干预措施。

4.早期败血症的观察与就医 ①细心观察：新生儿出生后，要时刻关注他们的身体状况。如果新生儿出现食欲缺乏、精神萎靡、发热或体温不升、呼吸急促等症状，就要警惕败血症的可能。此时，要立即联系医师，进行进一步检查。②加强皮肤护理：新生儿的皮肤非常娇嫩，容易受损和感染。因此，要确保新生儿的皮肤清洁，做好宝宝的皮肤护理，在给新生儿沐浴时需选择中性的沐浴液，不要使用碱性或添加香精的沐浴液，以免破坏新生儿皮肤的酸性环境。排大小便后，要及时清洁臀部，并用棉柔巾或柔软的纸巾清洁臀部，保持臀部清洁、舒适。③做好脐部护理：新生儿脐炎不加以治疗也会引起败血症的发生。因此，要保持新生儿脐部及周围皮肤的清洁、干燥，避免尿液污染，当脐部有渗血、红肿等脐炎症状时，需及时就医。④接种疫苗：根据医师的建议，及时为新生儿接种疫苗。疫苗可以帮助其抵御多种疾病的侵袭，是守护新生儿健康的重要措施。⑤居家环境管理：保持新生儿居住环境的清洁、安静、舒适，新生儿的衣物、床单也要勤换洗。要关注新生儿的饮食和睡眠情况，确保新生儿得到充足的营养和休息。

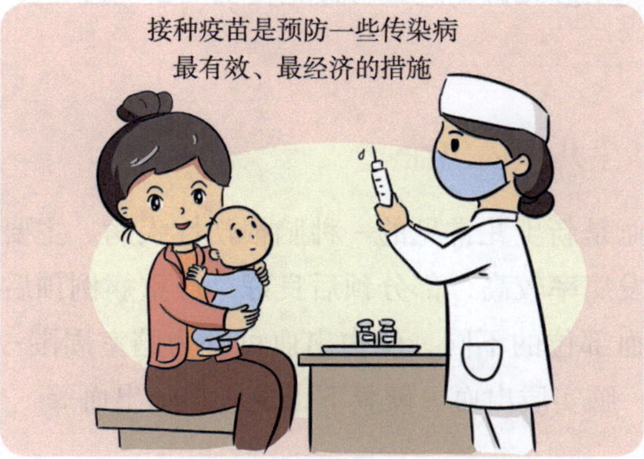

接种疫苗

六、新生儿败血症患儿住院期间怎么护理

1.维持患儿体温稳定：患儿体温易波动，除感染因素外，还易受环境因素影响。当体温低或体温不升时，及时予以保暖措施；当体温过高时，予以松解衣被、温水擦浴、降温贴外用等物理降温，一般不给予解热药物。

2.在用药期间护士应关注患儿用药后的反应。

3.住院期间医护人员应及时处理局部病灶，如脐炎、鹅口疮、脓疱疮、皮肤破损等，促进皮肤创口早日愈合，防止感染继续蔓延扩散。

4.保证营养供给，除经口喂养外，结合病情考虑静脉内营养。

5.护士对患儿应严密观察，巡视观察患儿有无脑膜炎感染性休克或弥散性血管内凝血等并发症发生，并立即与医师联系，积极处理。

6.出院前护士会给予新生儿照护相关知识的健康宣教。

第六节 新生儿颅内出血

案例导入

安安是一个9斤重的巨大宝宝，顺产，出生时有窒息史，宝宝出生后，经头颅彩色超声检查，发现有颅内出血，安安妈妈十分焦虑，为什么宝宝会出现颅内出血，发生后又需要怎么治疗呢？宝宝出院后需要做些什么？

一、什么是新生儿颅内出血

新生儿颅内出血是新生儿常见的一种脑损伤性疾病。主要是由缺氧或产伤等原因引起，早产儿发病率较高，部分预后良好，严重病例预后较差，常有神经系统后遗症。根据出血部位的不同，颅内出血可分为脑室周围-脑室内出血、原发性蛛网膜下腔出血、脑实质出血、硬膜下出血、小脑出血等。

二、发生新生儿颅内出血病因及发病机制

1.缺血、缺氧 引起缺血、缺氧的因素均可导致颅内出血，以早产儿多见，尤其是胎龄32周以内的早产儿，因脑发育过程中特殊的结构（胚胎生发基质）导致。

2.产伤 因胎头过大，臀位产、急产、产程过长等因素导致宝宝出生时头颅受到损伤，以足月儿多见。

3.其他 早产儿尤其是超早产儿在输入高渗液体过快、机械通气不当，血压波动过大，操作时对头部按压过重、意外坠床等均可引起颅内出血。还有少数是由原发性出血性疾病或脑血管畸形等引起。

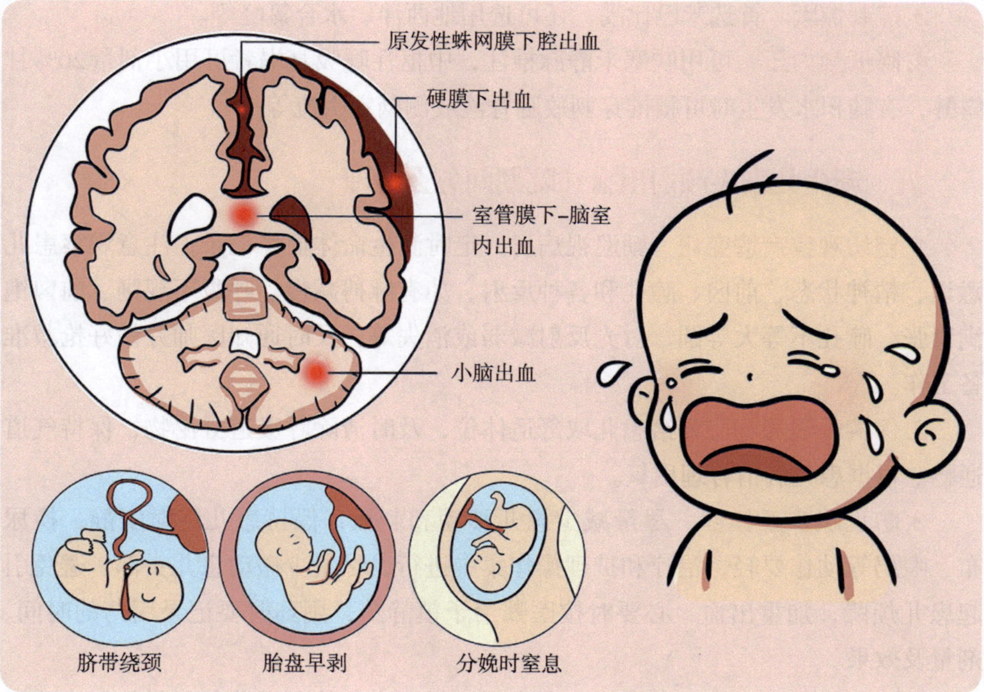

新生儿颅内出血的病因和分类

三、新生儿发生颅内出血的临床表现

新生儿颅内出血的临床表现与出血部位和出血量有关。轻者可无症状或仅有轻微症状，部分在行颅脑彩超或磁共振等影像学检查时无意中发现。出血量较大或重要部位出血者出生后很快出现临床症状，甚至在短期内死亡。常见症状或体征包括：

1.呼吸增快或减慢，呼吸不规则或暂停。

2.意识：嗜睡或昏迷。

3.颅内压增高的表现，如前囟隆起、瞳孔对光反射消失、肌张力异常、抽搐等。

四、新生儿发生颅内出血怎么治疗

1.支持疗法 保持安静，尽可能减少搬动及刺激性操作。维持正常氧合及通气等。贫血患儿可输入少量的新鲜血浆或全血，静脉应用维生素C改善毛细血管的通透性，减少出血和水肿等。

2.止血处理 选择维生素K_1、酚磺乙胺（止血敏）等。

3. 控制惊厥 首选苯巴比妥，还可选用地西泮、水合氯醛等。

4. 降低颅内压 可用呋塞米静脉推注，中枢性呼吸衰竭者可用小剂量20%甘露醇，有脑积水发生时可腰椎穿刺放脑脊液或侧脑室引流等。

五、新生儿发生颅内出血住院期间怎么护理

1. 密切观察病情变化 勤巡视病房，定时测生命体征并记录，注意观察患儿意识、精神状态、前囟、瞳孔和各种反射，如有脉搏减慢、呼吸不规则、前囟饱满紧张、瞳孔不等大等圆、对光反射减弱或消失等，及时通知医师并做好抢救准备工作。

2. 保持呼吸通畅 要给患儿取舒适体位，及时清除呼吸道分泌物，保持气道通畅。根据患儿病情合理用氧。

3. 防止噪声及镇静 尽量减少患儿移动和刺激，保持患儿绝对安静，换尿布、喂奶等动作要轻，治疗和护理操作集中进行，尽量少搬动患儿头部，避免引起患儿烦躁，加重出血，必要时按医嘱给予镇静药，用药时要记录用药的时间、剂量及效果。

4. 合理喂养 应给予鼻饲，少食多餐，保证患儿热量及营养的供给。准确记录出入液量。

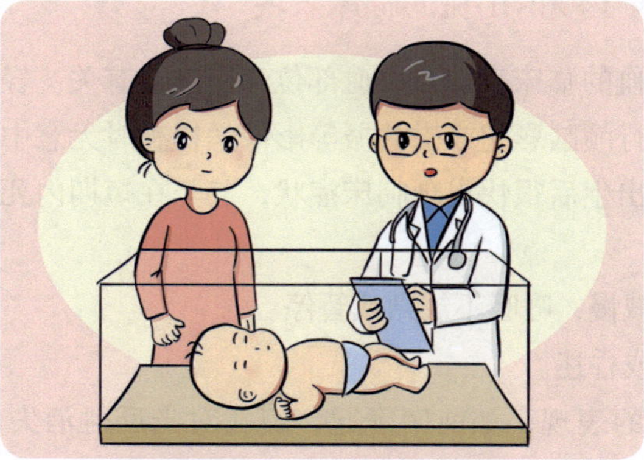

住院期间配合医护人员治疗

5. 健康教育 出院后要定期到门诊随访，发现有后遗症时，积极治疗。可在康复医师指导下进行功能训练和智力开发训练。

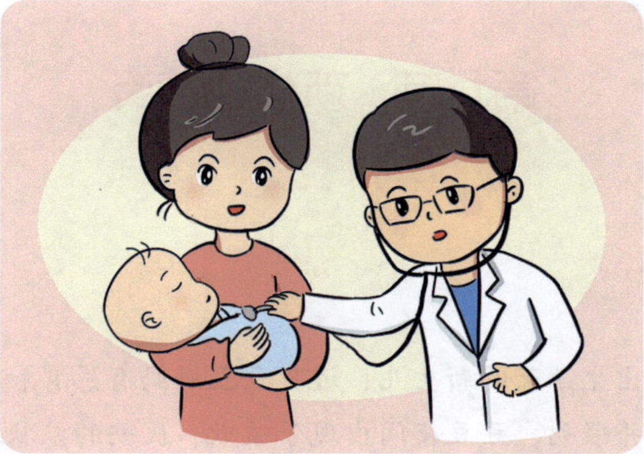

定期随访

六、如何预防新生儿颅内出血

1.重视产前检查　妊娠时一定要重视产前检查，特别是妊娠中后期的检查；妊娠期应适当锻炼，少吃高糖高脂肪食物，患有糖尿病的孕妇应控制好病情以免胎儿过大引发难产；若产检评估胎儿过大或有脐带绕颈可能有缺氧时应提前住院治疗并选择具备新生儿抢救技术的医院就诊。妊娠后期不宜参加重体力劳动，日常活动中一定要注意保护好腹部，避免遭遇外伤，预防早产。

2.妊娠中晚期监测腹中胎儿　准妈妈可以通过自数胎动初步判断胎儿在宫内的活动情况。对胎儿进行监测可避免发生宫内缺氧，重点监测胎动次数和强弱，是否有规律，有无异常胎动，若不能确定应及时就医。

3.避免医源性颅内出血　避免各种可能导致医源性颅内出血的因素发生。产程中对胎儿进行监护，如见宫内缺氧及出生时窒息，应及时抢救，分娩时尽量避免产伤，必要时行剖宫产。

第七节　新生儿肺炎

案 例 导 入

豆豆是一个出生7天的新生儿，近日豆豆妈妈有感冒和咳嗽的症状，但仍然在照顾豆豆并喂奶，豆豆夜间出现了咳嗽、厌奶的症状。第二天上午豆豆咳嗽加重，并出现呼吸急促、发热，于是豆豆妈妈带豆豆去医院看病，经医师检查，诊断为肺炎，需要住院治疗。豆豆妈妈非常担忧，不知道为什么会发生肺炎，她又应该怎么预防新生儿肺炎？

一、什么是新生儿肺炎

新生儿肺炎分为感染性和非感染性肺炎，非感染性肺炎主要是由于羊水、胎粪、乳汁的误吸导致。而感染性肺炎可由细菌、病毒或真菌等不同病原体引起。感染性肺炎是新生儿常见病，一年四季均可发生，以冬春寒冷季节及气候骤变时多见。多由急性上呼吸道感染或支气管炎向下蔓延所致。是我国儿童保健重点防治的“四病之一”。

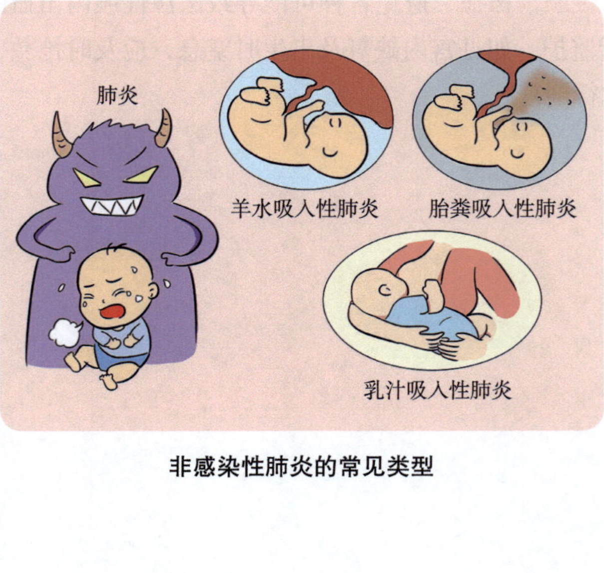

非感染性肺炎的常见类型

二、感染性肺炎有哪些类型和表现

感染性肺炎的病因及临床表现

分类	病因	临床表现
产前感染性肺炎	胎儿在妈妈肚子里吸入污染的羊水，或胎膜早破时孕母阴道细菌上行感染，或孕母感染病原体通过胎盘达胎儿血循环至肺部引起感染	常有窒息史，多发生在出生后12～24小时。复苏后呼吸快，常伴呻吟、憋气、呼吸暂停，体温不稳等，无咳嗽 体征：反应差，约50%可有啰音，呼吸音粗或减低，严重时出现呼吸衰竭
产时感染性肺炎	因分娩过程中吸入污染的产道分泌物或断脐引发血行感染	产时感染性肺炎要经过一定的潜伏期才发病，肺炎的症状有呼吸暂停、肺部啰音等
产后感染性肺炎	通过接触、血行、医源性传播，病原体（细菌、病毒、支原体等）引起肺部感染	可有发热、少食、反应低下等全身症状。呼吸系统表现有咳嗽、气促或呼吸不规则、鼻翼扇动、发绀、三凹征、湿啰音等

三、感染性肺炎如何治疗与护理

1. 吸氧及加强呼吸道管理　保持呼吸道通畅。吸氧，雾化吸入、定期翻身拍背，及时清理口鼻腔分泌物，使患儿的血氧饱和度维持在90%～95%，病情严重时使用呼吸机辅助通气。

2. 胸部物理治疗　包括体位引流，背部叩击/震动。体位引流适用于呼吸道分泌物多及肺不张的患儿，每2小时更换体位一次，有利于肺扩张及分泌物引流，改善血氧饱和度。医护人员的手指或手掌紧贴宝宝胸壁进行叩击（手指方向与肋间平行）。

3. 控制感染　针对病情及不同的病原菌选用合适的药物治疗。

4. 供给足够的营养及液体　喂奶以少量多次为宜。奶量供应热量不足时需给予静脉营养。输液勿过多过快，以防心力衰竭、肺水肿。

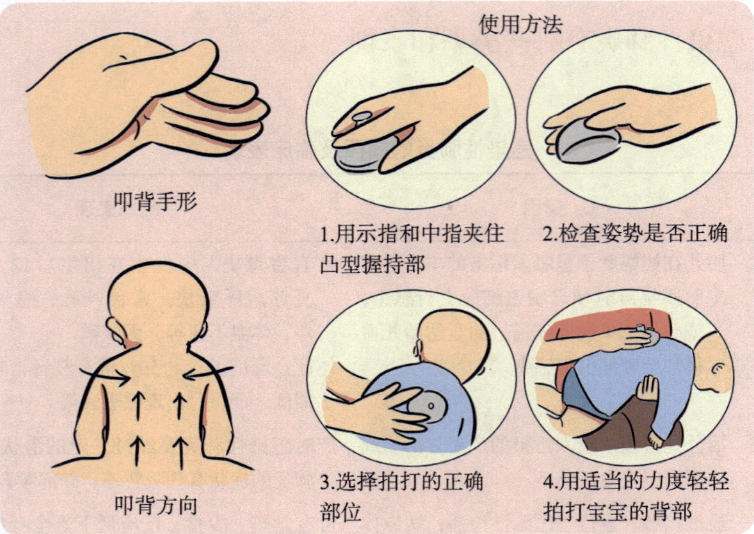

胸部叩击及叩击器的使用方法

合理喂养：新生儿热量储备低，在病理情况下，反射及反应低下，食欲及胃肠功能低下，进奶少，同时，生病情况下的机体热量消耗很快，易造成患儿低血糖及低蛋白血症。为了供给足量营养和水分，增强机体抵抗力，医师会根据患儿进食能力采用不同的喂养方式，如鼻饲、先口服后鼻饲等方法，保障患儿营养需求。

5. 新生儿发热的类型

新生儿发热的类型

发热的类型	体温
低热	37.8 ～ 38.0℃
中等热	38.1 ～ 39℃
高热	39.1 ～ 41℃
超高热	41℃以上

（1）体温的测量：新生儿体温测量传统的部位有直肠、腋窝，目前也有将背部肩胛窝作为测量部位。体温测量应在安静时，避免吸奶后和哭闹时，测量工具可以是电子体温计、红外耳温测量仪。

（2）怎么给患儿降温：①保证患儿充分休息。室温调整为20 ～ 22℃，相对湿度55% ～ 65%，光线应柔和，避免强光刺激。室内人员不要太多，室内定时通风换气，保持空气新鲜。②体温高于39℃时应尽快降温，以降低代谢率，减少耗氧量，防止惊厥发生。采用物理降温，松解患儿衣被，促进体温下降，温水擦浴：浴用的水温一般为32 ～ 34℃。擦浴部位为四肢、颈部、背部，并擦至腋窝、腹股沟、腘窝等血管丰富处，停留时间稍长达3 ～ 5分钟，以助散热。新生儿忌用酒精擦浴，防止酒精中毒。

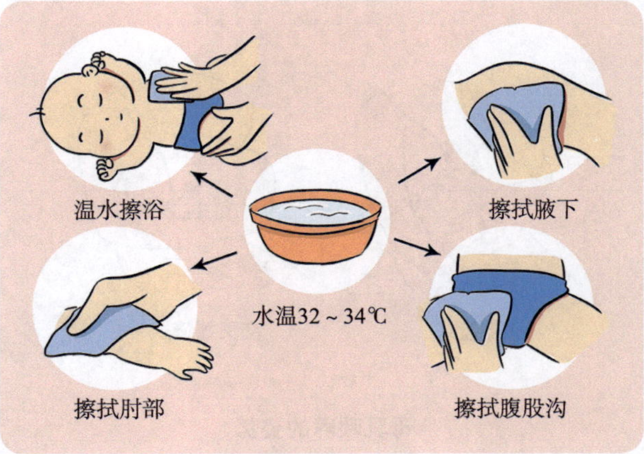

温水擦浴

（3）做好患儿的基础护理：①皮肤护理。保持患儿的皮肤清洁干燥，及时更换汗湿的衣服，促进舒适度。操作过程中注意保暖。②口腔护理。高热时唾液分泌减少，口腔内食物残渣容易发酵，利于细菌繁殖。再加上抵抗力的下降，口腔炎症就会发生。因此高热时要特别注意口腔护理，每天2 ～ 3次，棉签蘸生理盐水清洁口腔。

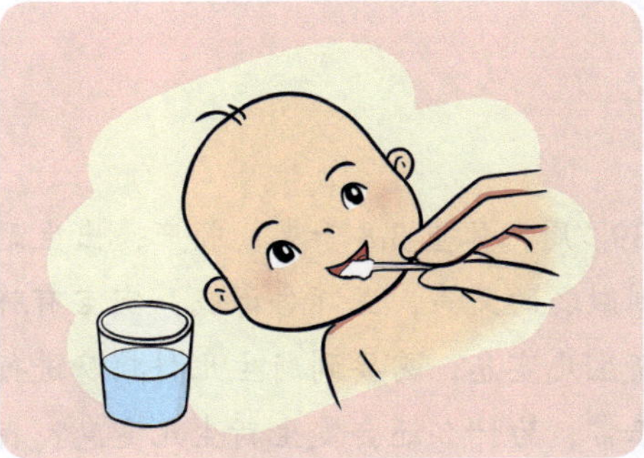

口腔护理

四、新生儿肺炎患儿出院后需要注意什么

1.避免带患儿到人员密集场所，居室保持清洁，注意通风换气。

2.注意穿衣不宜过紧，盖被不要过于厚重，避免影响患儿呼吸。

3.合理喂养，提倡母乳喂养，喂奶时注意防止呛奶，应抱起或斜坡位喂奶。

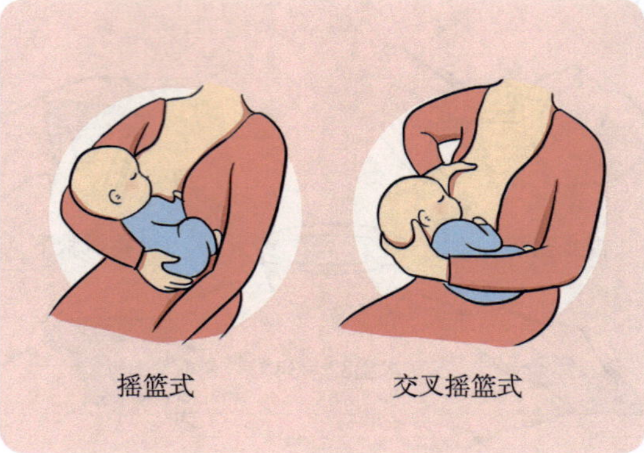

母乳喂养的姿势

4.照护患儿的人要注意手卫生，避免患儿接触感冒人员，家庭成员如出现感冒症状，应注意避免接触患儿，减少交叉感染风险。

5.密切观察患儿的体温变化、精神状态、呼吸情况，面色及口唇颜色，如有异常，及时带患儿去医院复诊。

第八节　新生儿窒息

案例导入

我的宝宝胎龄39^{+3}周，体重3.8千克，顺产，出生无自主呼吸，经医师紧急处理，我才听到微弱的哭声，医师告诉我，宝宝有脐带绕颈，羊水已经被胎粪污染，考虑新生儿窒息，需要到新生儿科病房进行观察及治疗。我所有的妊娠期产检都正常，为什么还会发生新生儿窒息？我的宝宝会不会因为窒息缺氧出现后遗症？

一、新生儿为什么会发生窒息

新生儿窒息可发生于整个妊娠期，但大多数发生于产程开始后，多为胎儿宫内窘迫的延续。其发生的原因如下所述。

1.孕母因素　孕母有慢性或严重疾病，如心、肺功能不全，严重贫血，糖尿病，高血压，妊娠并发症及妊娠期高血压疾病等；还有孕母吸烟或被动吸烟；年龄≥35岁或<16岁及多胎妊娠等。

2.胎盘因素　前置胎盘、胎盘早剥和胎盘老化。

3.脐带因素　脐带脱垂、绕颈、打结、过短或牵拉。

4.胎儿因素　早产儿、巨大儿或先天性畸形。如食管闭锁、喉蹼、肺发育不良、先天性心脏病；宫内感染；呼吸道阻塞：羊水或胎粪吸入等。

5.分娩因素　头盆不称、宫缩乏力、臀位、使用产钳、胎头吸引，产程中麻醉药、镇痛药或催产药使用等。

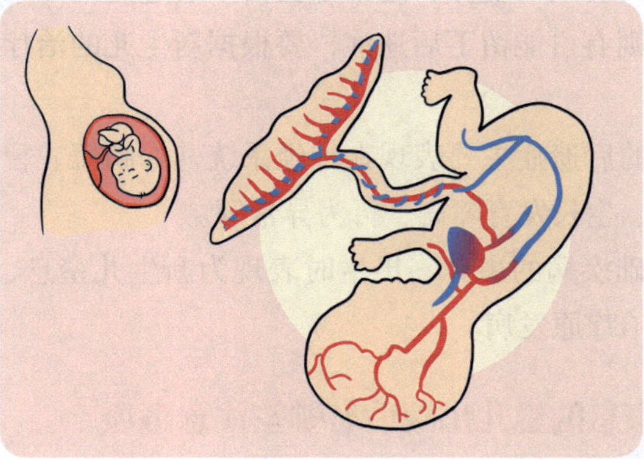

分娩因素

二、新生儿窒息有哪些检查和治疗

1.新生儿娩出后应立即进行复苏及评估，纠正低氧血症和酸中毒，减少各器官损害。

2.根据窒息的严重程度及患儿的临床表现，可能会进行以下辅助检查。①实验室检查：血糖、电解质、肝功能、肾功能、血气分析、心肌酶等；②影像学检查：胸部X线检查、心电图、头颅B超、CT或磁共振、脑功能等。

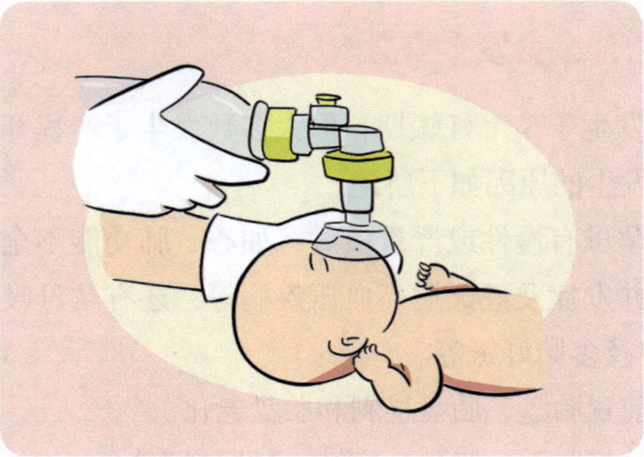

新生儿辅助通气

三、所有的新生儿窒息都会留下后遗症吗

1.新生儿窒息是否会留下后遗症取决于窒息的严重程度和持续时间。如果是轻度窒息，经过及时有效的复苏，通常不会留下后遗症；如果是重度窒息且缺氧持续的时间较长，则有可能留下后遗症，要根据新生儿的治疗效果及生长发育情况评估。

2.新生儿窒息的后遗症主要表现在神经系统，如脑瘫、智力低下、癫痫、视力障碍、听力障碍、生长发育障碍、行为异常等。

3.某些合并基础疾病的患儿，出生时表现为新生儿窒息，其原因是原发病，应积极寻找病因，治疗原发病。

四、新生儿窒息的患儿出院后有哪些注意事项

1.基础护理 每日做好脐部、口腔、眼部、臀部及皮肤护理，限制访客，预防感染。

2.保证营养供给 母乳喂养，保证足够的液体及能量供给。无吸吮能力或吸吮能力差时，可用滴管喂养或鼻饲喂养，4～6月龄时添加辅食。

3.神经保护 减少声音、光线、疼痛等的不良刺激；安抚患儿，减少哭闹。可以进行抚触、游泳、被动操等有益于患儿生长发育的活动。

4.康复护理 早期给予患儿动作训练和感知刺激，促进脑功能的发育。

5.随访 定期到预防保健部门评估患儿神经系统发育状况，配合康复治疗并坚持定期随访。

第2章

消化系统疾病

第一节　腹　　泻

案例导入

我家宝宝1岁2个月了，3天前开始腹泻，排出的大便是黄色稀水样，每天要排便10多次，量中等，伴呕吐，吃进去的东西都吐出来了，近两天发现宝宝精神变差了，食欲也不好，尿量也比平时减少了，肛周皮肤也有点发红。我家宝宝为什么发生腹泻？我在照护的时候需要注意些什么呢？

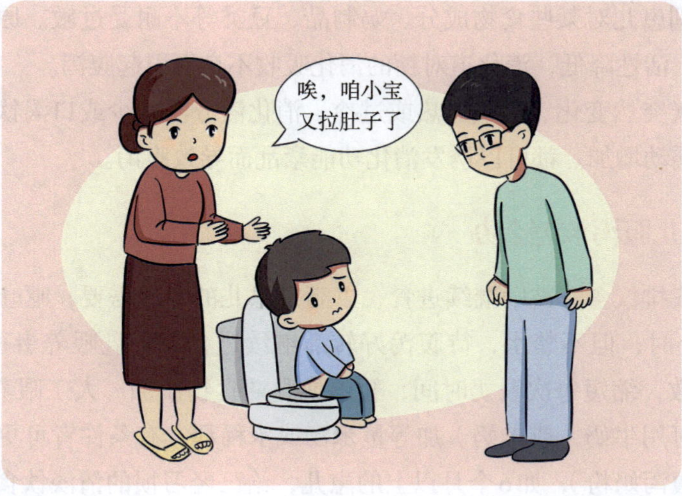

腹泻

一、什么是腹泻

小儿腹泻，俗称拉肚子，是由多种因素引起的以大便次数增多和大便性状改变为特点的消化道综合征。轻型腹泻主要表现为食欲缺乏、大便次数增多，偶有溢乳或呕吐，多在数日内自行痊愈。重型腹泻除了较重的胃肠道症状外，还伴有明显的脱水、电解质紊乱和全身感染中毒症状。6个月至2岁的婴幼儿发病率较高，慢性腹泻可造成儿童营养不良、生长发育障碍。

二、小儿腹泻的原因

1. 感染性腹泻 大多数病原微生物，如病毒、细菌、真菌、寄生虫等通过污染的食物、水、玩具、日常用品及污染的手传播而进入消化道，当机体防御功能下降、大量的微生物侵袭并产生毒力时，可引起腹泻。寒冷季节的婴幼儿腹泻中80%由病毒引起。尤其是轮状病毒感染最为常见。俗话说“病从口入”，轮状病毒主要通过粪-口途径传播。手、污染物、污染的食品和水都可以作为轮状病毒的传播载体。轮状病毒在饮用水和生活用水里可存活数日至数周，在人类双手上可至少存活4小时。

2. 非感染性腹泻

（1）喂养不当，如喂养不定时，饮食量不当、突然改变食物品种，过早添加辅食或淀粉类或脂肪类食物过量均可引起腹泻。

（2）个别患儿对某些食物成分、奶制品、豆类等不耐受过敏。原发性或继发性乳糖缺乏，活性降低，消化道对糖的消化吸收不良而引起腹泻。

（3）气候突然变化、天气过热或过冷，消化液分泌减少或口渴饮奶过多，腹部受凉使肠蠕动增加。都可以诱发消化功能紊乱而导致腹泻。

三、小儿腹泻该怎么办

1. 合理安排饮食 鼓励继续进食，以满足患儿的生理需要，呕吐严重时可暂禁食4～6小时，但不禁水，待腹泻好转后继续进食，母乳喂养者可继续哺乳，减少哺乳次数，缩短每次喂奶时间，暂停换乳期食物添加。人工喂养在6个月以内的患儿，可用牛奶（或羊奶）加等量米汤或水稀释，有条件者可更换为不含乳糖的奶粉（腹泻奶粉），如6个月以上的患儿，给已经习惯的清淡饮食，如粥、面条、蔬菜等，需由少到多，由稀到稠过渡，以减轻腹泻，缩短病程。腹泻停止后逐渐恢复营养丰富的饮食。

2. 注意观察病情 腹泻时注意观察患儿的精神状态、腹泻及呕吐次数、大便的性状（水分多少、颜色、有无黏液及脓血）、有无小便并尽量估计尿量，是否存在口渴、烦躁现象，皮肤的弹性情况。如出现异常现象，立即送医院治疗。

3.保持肛周皮肤清洁　注意患儿臀部皮肤的护理，防止红臀，每次大便后要用温水清洗臀部并擦干，动作轻柔，保持皮肤清洁、干爽，婴儿要及时更换尿布，选用吸水性强、柔软布质或纸质尿布，出现红臀时可涂护臀霜（如氧化锌软膏等），女婴尿道口接近肛门，要注意会阴部的清洁，预防上行性尿路感染。

4.用药指导　遵医嘱按时按量服用

（1）蒙脱石散，口服时应空腹，最好选择在两餐中间服用。

（2）双歧杆菌：本品为活菌制剂，药品需2～8℃避光低温保存。服药时水温不要超过40℃，以免高温杀灭活菌，导致药物无效。本药在饭后30分钟用温水送服，婴幼儿可用温牛奶或温开水冲服。

（3）口服补液盐：遵医嘱按量用温水稀释，少量多次饮用。

四、小儿腹泻的危害有哪些

患儿由于频繁腹泻与呕吐，食欲缺乏，容易出现不同程度的脱水现象，严重者可出现电解质紊乱，是造成小儿营养不良、生长发育障碍，甚至低血容量性休克或死亡的重要原因之一。因此，家长应对此病要有足够的重视，提早预防。

第二节　肠　套　叠

案例导入

宝宝，平时你总是生龙活虎、兴高采烈、眉开眼笑，今天是怎么啦？哭得撕心裂肺，哄也哄不住，喝的奶也吐出来了，妈妈好着急啊！到医院检查后医师告诉我你得了肠套叠，暂时不能吃东西，要做检查和空气灌肠复位治疗。妈妈对这个疾病不了解，能为你做些什么呢？

一、什么是肠套叠

肠套叠是指部分肠管及其肠系膜套入邻近肠腔内造成的一种绞窄性肠梗阻，

是婴幼儿时期常见的急腹症之一。约60%的患儿年龄在1岁以内，约80%的患儿年龄在2岁以内，新生儿罕见，男性发病率高于女性，健康肥胖儿多见。

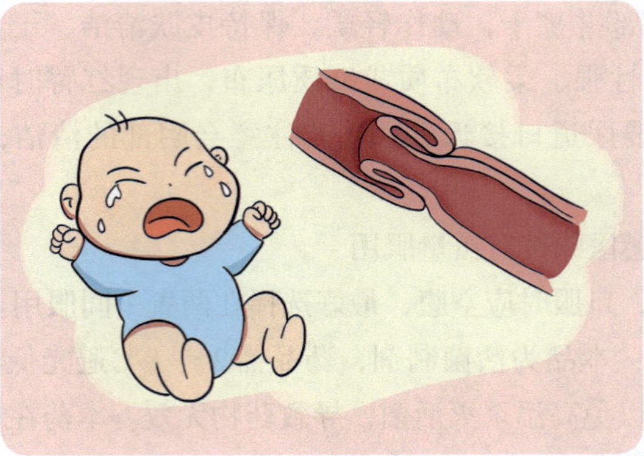

肠套叠

二、肠套叠发生的原因

1. 饮食改变：婴幼儿时期肠道发育不完善，且患儿处于辅食添加的时期。由于肠道不能适应所改变食物的刺激，引起肠功能紊乱，继而发生肠套叠。

2. 病毒感染：小儿腺病毒感染后，回肠远端呈较显著的肥大和肿胀，是引起肠套叠的原因之一。

3. 局部解剖因素：婴幼儿时期回盲部游动较大，小肠系膜相对较长，回盲瓣过度肥厚，该区淋巴组织丰富，受炎症或食物刺激后易充血、水肿、肥厚，肠蠕动时易将回盲瓣向前推移，牵拉肠管形成肠套叠。小儿的上呼吸道感染或胃肠道感染，常合并肠系膜淋巴结的肿大，也可影响肠管的正常蠕动而致肠套叠。

4. 炎症、腹泻、细菌或寄生虫毒素刺激肠道产生痉挛，使肠道蠕动节律紊乱或逆蠕动而引起肠套叠。

5. 梅克尔憩室、肠息肉、肿瘤、肠道畸形等器质性病变是引起继发性肠套叠的原因之一。

三、发生肠套叠后，患儿有哪些表现

1. 腹痛 由于肠系膜受牵拉和外层肠管发生强力收缩，患儿突发阵发性肠绞痛，表现为哭闹不安，面色苍白，屈膝缩腹，出汗，拒食，持续数分钟后腹痛缓解，可安静或入睡，间歇10～20分钟反复发作。

2. 呕吐 在腹痛数小时后发生。早期为反射性呕吐，呕吐物为胃内容物，初为乳汁、乳块或食物残渣，后可含胆汁；晚期为梗阻性呕吐，可吐出粪便样液体。

3.腹部包块 多数可在腹部触及呈腊肠样包块，表面光滑、稍可活动，有压痛。

4.血便 随着发病时间的延长，大部分患儿可排出果酱样便。

5.全身情况 随着病程延长，可发生肠坏死、肠穿孔，出现腹膜炎刺激征，全身情况恶化，常有严重脱水、高热、嗜睡、昏迷及休克等中毒症状，甚至导致死亡。

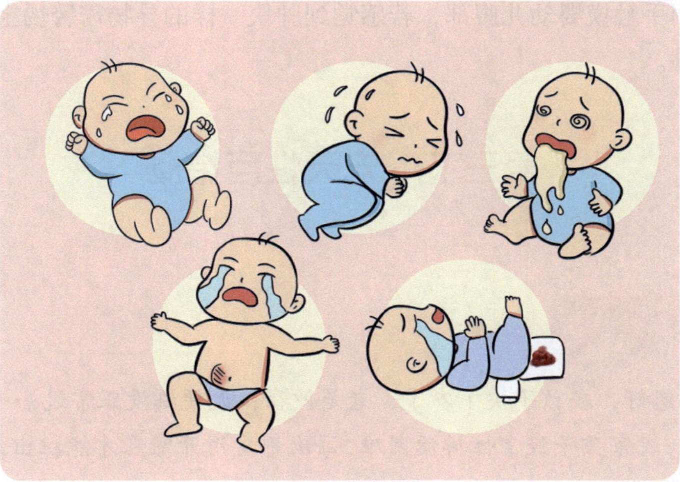

肠套叠的临床表现

四、肠套叠的诊断与治疗方法有哪些

1.通过B超检查、钡剂腹部立位X线片可确诊。

2.病程在48小时以内，全身情况良好，无腹胀、明显脱水及电解质紊乱，进行肠套叠复位。方法包括空气灌肠（首选）、B超监视下水压灌肠、钡剂灌肠复位3种。如果发病时间长，超过48小时，可能引起肠梗阻、肠坏死等，需要进行急诊手术治疗。

3.肠套叠复位后小儿还是会出现复套的情况，所以灌肠复位成功后要注意观察患儿是否再次发生呕吐、哭闹、血便的情况，警惕再次发生肠套叠。如患儿有异常表现，及时复查B超，对症处理。

五、在日常生活中该怎样预防肠套叠

1.科学规律喂养，添加辅食循序渐进，少让婴幼儿吃不易消化的食物，避免食用辛辣、生冷食物。

2.餐具卫生清洁和消毒；饭前便后勤洗手，注意宝宝手卫生，避免轮状病毒感染。

3.注意保暖，防止受凉，避免引起胃肠蠕动紊乱继而引起肠套叠。

4.婴幼儿消化不良时，可顺时针按摩其腹部，促进消化。不可逆时针按摩，以免造成肠道蠕动障碍。

5.定期用手触摸婴幼儿腹部，若感觉到肿块一样的异物需警惕宝宝是否再次发生了肠套叠。

第三节 先天性巨结肠

案例导入

“医师您好，我孩子快1岁了，老是便秘，大便都没正常过……”

“医师，我家孩子经常性排便困难，每次都要用开塞露才能拉出来一点点，这是怎么了？”

“医师，我家孩子肚子看起来胀鼓鼓的，鼓得像个小圆球……”

以上情况经过医师查看，高度怀疑患儿得了先天性巨结肠。

一、什么是先天性巨结肠

先天性巨结肠又称先天性无神经节细胞症，是由于直肠或结肠远端的肠管神经节细胞缺如导致肠管持续痉挛，粪便淤滞在近端结肠而使该段肠管扩张、肥厚。本病是较常见的先天性肠道发育畸形，男性多于女性，大多数患儿病变肠管累及直肠和部分乙状结肠，称为常见型；也有一些可累及更大范围的结肠甚至整个结肠和部分小肠，称为长段型和全结肠型；还有少数患儿的病变很短，称为短段型，这类患儿一般发病比较晚或不发病。

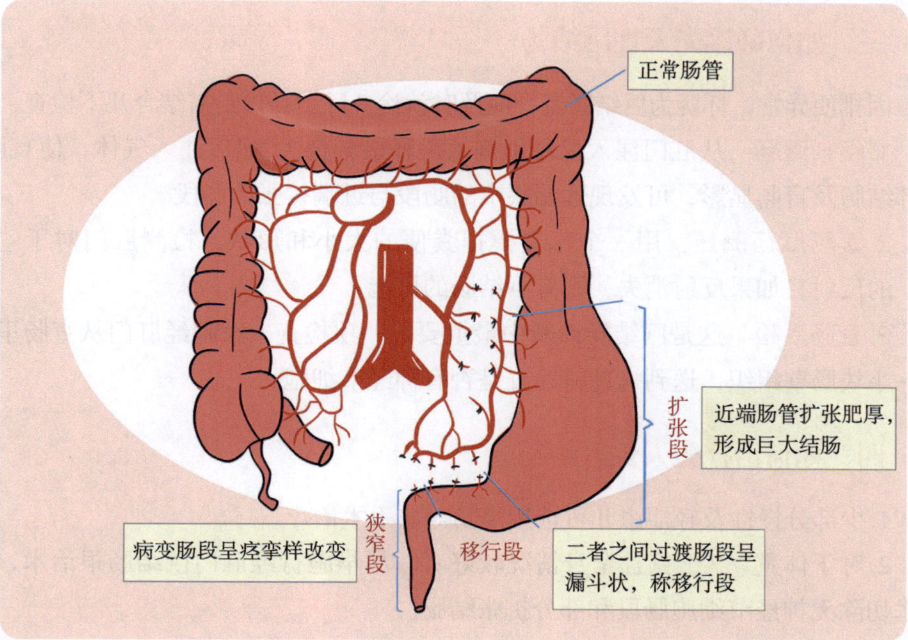

先天性巨结肠解剖示意图

二、先天性巨结肠有哪些表现

1.胎便延迟排出 正常情况下，婴儿出生后1～2天会有胎便排出，若出生后24～48小时没有胎粪排出或只有少量，必须灌肠或用其他方法处理才有较多胎粪排出的患儿，则要警惕先天性巨结肠的可能了。

2.顽固性便秘 便秘是先天性巨结肠的主要症状，患儿常好几天也不排便，需要用开塞露或者清洁灌肠才能排便。这时父母一定要重视，最好到医院进行检查，排除小儿先天性巨结肠的可能。

3.腹胀 由于小肠和直肠扩张，患儿会出现腹胀，而且逐渐加重。经过清洁灌肠后，大便和气体得以排出，腹胀会暂时好转，但几天后又会重新出现。

4.营养不良 患有小儿先天性巨结肠者因长期便秘和腹胀、食欲缺乏会逐渐消瘦，导致营养不良、发育迟缓、贫血和抵抗力低下症状。常并发感染，如肠炎、肺炎、败血症甚至肠穿孔等严重情况。

5.肛门指诊时 手指常会感受到肠道的收缩，当手指拔出后，会迅速排出大量的粪便和气体，腹部胀气迅速缓解。

三、如何确诊先天性巨结肠

因排便异常，怀疑为巨结肠者，应及时就诊。巨结肠诊断需结合几下检查。

1. 钡剂灌肠 从肛门注入稀释钡剂（稀释造影剂），然后注入气体，使直肠、全部结肠及盲肠显影，可发现远端狭窄的肠段与近端扩张的肠段。

2. 直肠肛门测压 用一个气囊模拟粪便的大小和形状，检测肛门对于“粪便”的反射，如果反射消失，则有巨结肠的可能。

3. 直肠活检 这是巨结肠诊断中最重要的一项检查，医师经肛门从直肠里取出一小块肠壁组织，送到病理科检查是否有神经节细胞。

四、如何治疗先天性巨结肠

1. 少部分慢性及轻症患儿可选用灌肠等非手术治疗。

2. 对于体重＞3千克且全身情况较好者，尽早施行经肛门巨结肠根治术，即手术切除无神经节细胞肠段和部分扩张结肠。

3. 全身情况差或并发小肠结肠炎的患儿，先行结肠造瘘术，待病情稳定后再做根治术。

五、患儿出院回家后该如何护理

1. 扩肛：扩肛治疗可预防术后吻合口狭窄和术后结肠炎的发生。术后两周开始，由家属完成，扩肛时间3～6个月，促进患儿肛门功能的恢复，扩肛时应注意避免暴力，必要时辅助开塞露润滑，以保持大便通畅。

2. 注意观察吻合口愈合情况，如出现腹痛或肛门出血，考虑患儿出现吻合口瘘可能，应及时就医。

3. 饮食指导：选择少食多餐的原则，给予清淡易消化吸收的食物，逐渐过渡至正常饮食，勿饮碳酸饮料，勿食过油、过硬、辛辣刺激性及油炸食物等。请不要给孩子任何零食，建议多饮水。将易引起腹泻便秘的食物列入饮食“黑名单”，制订孩子的个体化食谱。

4. 肛周皮肤护理：术后肠功能会发生短时紊乱，若出现大便失禁，则要保持肛周皮肤清洁干燥，大便后温水清洗，可用电吹风吹干肛周皮肤后外涂氧化锌或紫草油保护皮肤。

5. 养成每日定时排便习惯。

6. 按时复诊：术后第14天、1个月、3个月、6个月、12个月携带相关资料到医院复诊及随访。

第四节　先天性直肠肛管畸形

案例导入

“医师，我的孩子出生1天了，还没有排便，他的肚子鼓鼓的，这会儿好像还不会哭了，快救救我的孩子吧……”医师立即为宝宝查体，查到肛门处，顿时发现了腹部鼓鼓的原因——原来宝宝没有正常肛门，只有一个类似肛门的凹陷，在凹陷旁边，有一个仅容许直径为3毫米左右的管子进入的小瘘口。经过医师初步诊断，宝宝得了先天性直肠肛管畸形。

一、什么叫先天性直肠肛管畸形

先天性直肠肛管畸形又称先天性无肛，或肛门闭锁，伴或不伴有瘘管，是新生儿常见病，居消化道畸形第一位。本病与胚胎发育有关，婴儿出生后24小时不排便，就应考虑直肠肛管畸形，需及时进行检查治疗，完全闭锁的婴儿如不及时治疗，肠内的气体及大便无法排出，生命将会受到威胁，必须通过手术才能挽救婴儿生命。

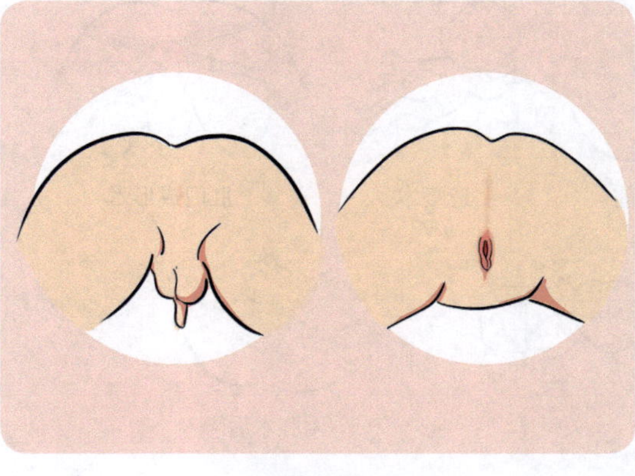

直肠肛管畸形

二、先天性直肠肛管畸形有哪些表现

1. 首先从外观上可发现患儿无肛门或肛门位置异常，或肛门口狭窄。

2. 出现消化系统的异常表现

（1）肛门完全闭锁的患儿，出生后即有急性肠梗阻表现，出现呕吐，呕吐物含有胆汁或胎粪样物，出生后24小时无胎粪排出，或仅有少数胎粪从尿道口排出、阴道口排出。

（2）若为直肠肛门狭窄或合并其他瘘者，患儿在出生后几周、数月或数年出现排便困难、便条很细、腹胀，在左下腹部可触及粪块，继而出现慢性肠梗阻症状。

三、如何治疗先天性直肠肛管畸形

1. 先天性直肠肛门畸形的治疗方法，根据类型及末端的高度而不同。凡无排便功能障碍，如会阴前肛门无狭窄者，无须手术治疗。

2. 低位直肠肛门畸形，行会阴肛门成形术。

3. 中、高位直肠肛门畸形有瘘口者，可行后矢状入路肛门成形术（Pena）或腹腔镜辅助肛门成形术。

4. 中位直肠肛门畸形无瘘口及高位直肠肛门畸形患儿，先行结肠造口术，3～6个月后行肛门成形术，再行造瘘回纳术。

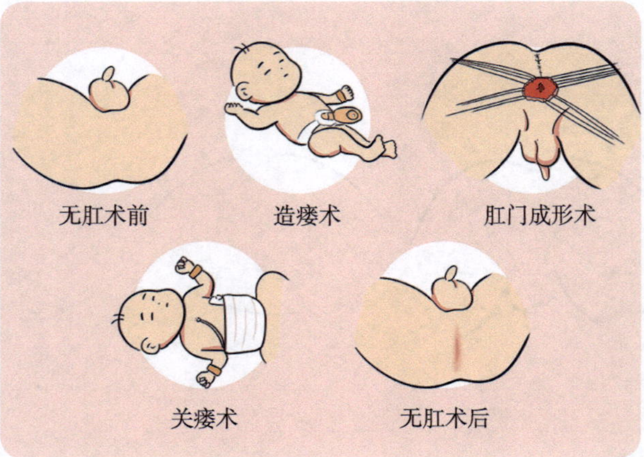

术前、术后的变化

（视频：造口护理）

四、术前要做哪些准备

1.护士会为您的孩子进行肠道清洁，会阴部清洁。

2.为保持患儿大便通畅，请给予患儿无渣容易消化的食物，少吃硬、高脂肪、刺激性的食物。禁食带纤维的食物。

3.配合医护人员做好患儿手术前的各项检查工作。

4.手术前遵照护士指引给予患儿禁食禁水。在必要时为患儿留置胃管，请给予配合协助。

五、手术治疗出院后要注意哪些事项

1.出院后提倡母乳喂养，合理添加辅食，保持大便通畅，养成定时排便的习惯，注意饮食卫生，预防腹泻。

2.保持肛门处皮肤清洁干燥，促进肛门切口愈合。

3.肠造口的患儿家长，学会肠造口的日常护理及正确使用造口袋。

4.扩肛训练：选择合适大小的扩肛器或手指扩肛，外涂液状石蜡，一般于手术后2周开始，术后1～3个月，每天1次，每次5～10分钟；术后4～6个月，每周2～3次；术后7～12个月，每周1次用扩肛器，由细到粗。操作时注意动作轻柔，防止用力过猛引起肛门切口出血，插入深度为10～15厘米。

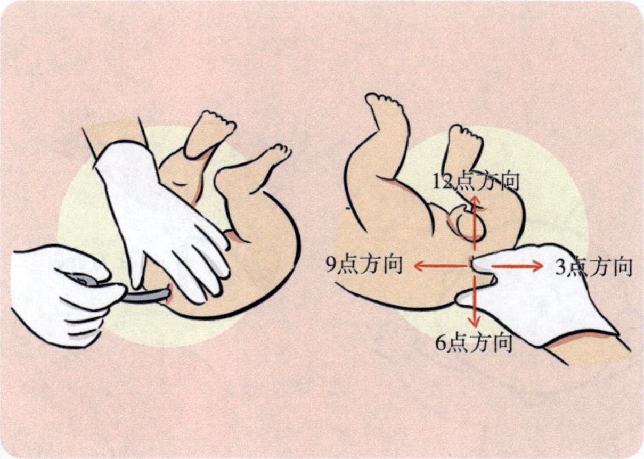

扩肛训练

5.按时复诊，6个月内每个月1次，6个月后每3个月1次至1年。患儿出现排便困难、便条变细、腹胀及食欲缺乏及喂养困难等，立即到医院就诊。

第五节 先天性胆道闭锁

案例导入

宝宝出生第2天，皮肤就渐渐变黄，本以为只是普通的“新生儿黄疸”，过段时间就会好。几天后，小土豆的皮肤越来越黄，就连大便也变成了白色，小便也成了深黄色。急忙到医院就诊，经医师诊治得知，小土豆患上了先天性胆道闭锁。

一、什么是先天性胆道闭锁

先天性胆道闭锁是一种肝内外胆管出现阻塞并可导致淤胆性肝硬化继发肝衰竭的疾病，因各种原因造成胆道梗阻，导致胆汁无法排出流入肠腔，长期胆汁淤积引起的肝脏功能损害，若不及时治疗，最终可导致患儿死亡。该病仅见于婴儿，且女婴多于男婴，如不及时治疗，可进展为肝硬化甚至肝衰竭，危及生命。

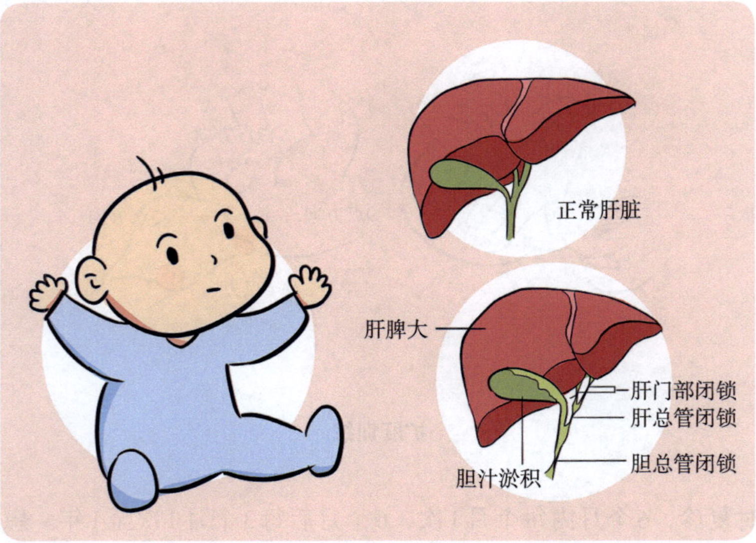

胆道闭锁解剖图

二、先天性胆道闭锁有哪些表现

1.黄疸　进行性梗阻性黄疸是本病的突出表现，巩膜黄染是最早的体征。婴儿出生时并无黄疸，黄疸可出现在出生后1～2周或1个月内，也有在生理性黄疸消退1～2周后又出现黄疸且呈进行性加深。随着黄疸的加重，巩膜和皮肤由金黄变为绿褐或暗绿色，粪便由正常黄便变淡以至白陶土色。晚期粪便可由白陶土色转为淡黄色，尿色加深，犹如浓茶色，尿布染黄。皮肤有瘙痒和抓痕。

2.营养和发育不良　最初3个月患儿营养发育、身高、体重无明显变化，其表现与黄疸深度不相符。3个月后出现食欲缺乏、发育减缓、营养不良、精神萎靡、贫血、反应迟钝等。5～6个月因胆道梗阻，脂肪吸收障碍，脂溶性维生素缺乏，全身状况进一步恶化。维生素A缺乏可引起眼干、指甲畸形、皮肤干燥缺乏弹性；维生素D缺乏可引起佝偻病、抽搐；维生素K缺乏、血清凝血酶减少，可出现皮下淤血及鼻出血等。

3.肝脾大　出生时肝脾正常，随着病情的发展，肝脾进行性肿大，可见腹部膨胀，肝脏肿大，表面光滑、质地坚硬、边缘圆钝。晚期会出现胆汁性肝硬化，可有脾大、腹壁静脉曲张、腹水、食管静脉曲张等门静脉高压症等表现，肝衰竭常是本病死亡的直接原因。

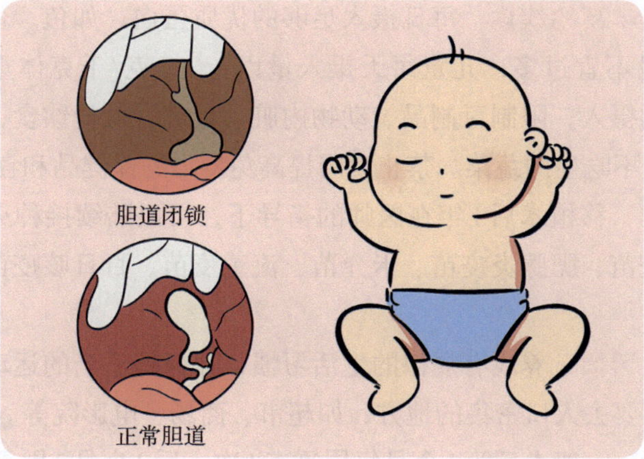

胆道闭锁

三、先天性胆道闭锁如何治疗

手术是小儿胆道闭锁治疗的唯一有效的手段，包括葛西手术（肝门-空肠吻合术）和肝移植手术。

1.葛西手术（肝门-空肠吻合术） 由于胆道闭锁患儿可进行性发展形成肝硬化，超过3个月已不可逆，故葛西手术最佳时机是出生后60天内。葛西手术可以治愈部分胆道闭锁患儿，对于不能治愈的患儿来说可以延长患儿生存时间，为患儿增大行肝移植的机会。

2.肝移植手术

（1）葛西术后3个月血清胆红素还不能消退，则需考虑肝移植手术。由于部分患儿确诊时已经错过了葛西手术的时机，建议在6个月左右接受肝移植手术。

（2）若患儿出现反复发作的胆管炎且难以治愈，需接受肝移植手术。

（3）患儿出现肝硬化、门静脉高压，继而出现门静脉高压、消化道出血相关并发症、肝肺综合征等，需做肝脏移植手术。

四、肝移植术后患儿居家需要注意哪些事项

1.遵医嘱服药 坚持遵医嘱服用药物，免疫抑制剂建议在空腹或至少餐前1小时服用。

2.进食营养丰富的饮食 每日摄入足够的优质蛋白，如鱼、蛋、瘦肉等动物蛋白，但摄入量不宜过多，儿童每天摄入量以2～3克/千克体重为宜，严格控制糖、胆固醇的摄入，限制豆制品、动物内脏、蛋黄，低盐饮食，多吃水果、蔬菜，注意补钙，不吃生的蔬菜。禁止食用提高免疫力的保健品和食物。

3.疫苗接种 移植术后1年在医师的指导下，可以陆续接种灭活疫苗和去活疫苗，如麻疹疫苗、腮腺炎疫苗、卡介苗、流感疫苗、百日咳疫苗、甲肝灭活疫苗等。

4.良好生活习惯 养成有规律的生活习惯，并保持适当的运动。患儿因免疫力低下，建议不要去人口密集的地方，如超市、商场、电影院等。

5.按时复诊 一般术后第1个月每周复查1次，后3个月2周复查1次，6个月内1个月复查1次，1年内2个月复查1次，1年以上3个月复查1次，每个儿童体质有差异，具体以医师的建议为准。

第六节　腹股沟斜疝

案例导入

水花四溅，笑声嘹亮，洗澡是宝宝最享受的时候。但是今天洗澡又哭又闹，宝宝是哪里不舒服呢？洗到左下腹的时候发现宝宝左侧腹股沟处出现一包块，约鸽子蛋大小，洗完澡后，宝宝不哭闹的时候包块又消失啦。第2天早上宝宝哭闹时，给他换尿布，发现左侧腹股沟处又出现了包块。赶紧到医院就诊，医师告诉我宝宝是腹股沟斜疝，现在包块已经自行回纳，可择期进行手术。接下来我能做些什么呢？

一、什么是腹股沟斜疝

腹股沟斜疝是指出生时即存在的腹腔内脏器通过腹壁薄弱处膨出形成的疝。胚胎发育过程中腹膜鞘状突未完全闭合，导致腹腔内的器官如小肠、大网膜等可以由未闭合的孔隙突出到腹股沟区域。

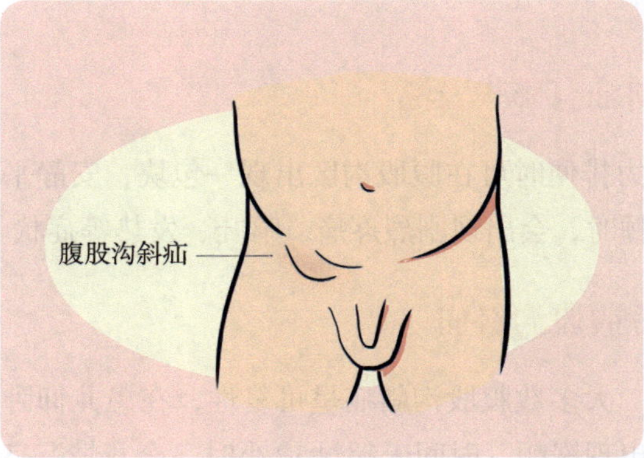

腹股沟斜疝

二、腹股沟斜疝发生原因

1. 遗传因素　腹股沟斜疝具有遗传倾向，如果父母患有腹股沟斜疝，受到遗传基因的因素，子女患病的概率会明显增加。

2.胚胎因素 在胚胎时期腹壁肌肉发育不良，导致腹壁肌肉的延伸性明显变差，增加发病概率。

3.腹压增高 受到腹腔内压力增加的因素影响时，很有可能导致腹腔内脏器从薄弱区域突出。如哭闹、慢性咳嗽、便秘可导致腹腔压力增加，是诱发腹股沟斜疝的常见因素。

4.腹部肌肉萎缩 肌营养不良、神经炎等因素会导致腹部肌肉萎缩，诱发腹股沟斜疝。

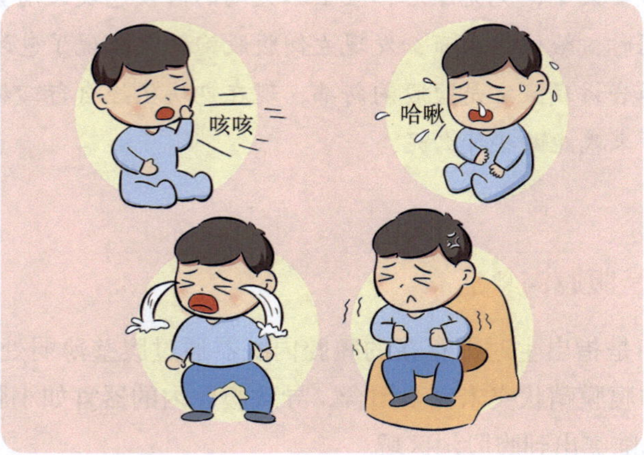

腹股沟斜疝常见诱因

三、腹股沟斜疝有哪些表现

患儿哭闹或用力排便时可在腹股沟区出现一包块，安静平卧或轻轻挤压肿块能消失。当疝囊嵌顿时，会出现剧烈疼痛、呕吐、发热等症状。

四、如何治疗腹股沟斜疝

1.非手术治疗 大多数腹股沟斜疝呈可复性，在患儿仰卧位休息或睡眠时可自行还纳复位。若出现嵌顿，时间未超过12小时，全身情况良好，局部无明显压痛，无腹膜刺激症状可进行嵌顿疝手法复位。复位成功后注意观察宝宝是否出现血便、腹胀、腹肌紧张、肠梗阻的表现，如出现上述情况可能提示肠管破裂或复位的肠管坏死，应立即进行手术治疗。

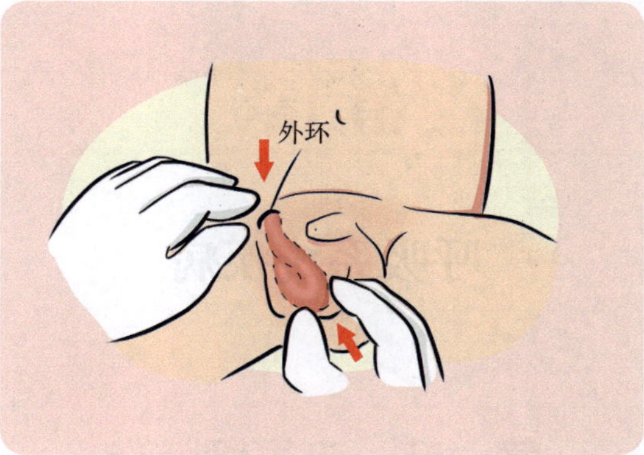

腹股沟斜疝的手法复位

2.手术治疗 部分小儿腹股沟疝有自愈可能，但在6个月后自行闭塞概率很小，因此，一般选择在出生6个月后选择进行手术治疗，但对反复发生嵌顿者，为避免疝内容物绞窄的肠管坏死，可不受年龄限制。手法复位未成功时行急诊手术。随着微创手术的开展，可行腹腔镜腹股沟疝修补术。

五、手术治疗后有哪些注意事项

1.注意观察伤口恢复情况，若出现红肿或分泌物时及时到医院就诊。

2.避免腹内压增高 避免患儿哭闹、咳嗽及便秘造成腹内压增高而引起斜疝复发。单侧斜疝术后需注意另一侧腹股沟是否有斜疝发生。

3.手术后卧床休息1周，减少站立位对疝囊内口的冲击。3个月内不宜剧烈运动和跑跳。

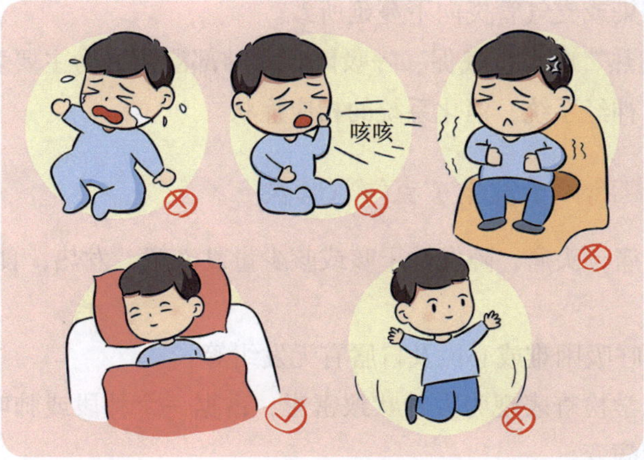

手术治疗后注意事项

第3章

呼吸系统疾病

第一节　支气管肺炎

案例导入

幼儿园老师发现果果满面通红，呼吸快，测量体温39.2℃，咳嗽、咳痰伴呕吐，精神差，食欲不好，老师立即带果果到医院检查，并通知家长。果果妈妈焦急地问医师："果果怎么啦？有没有危险？需不需要住院治疗？"

一、什么是支气管肺炎

肺炎（pneumonia）是指不同病原体及其他因素所引起的肺部炎症。肺炎是婴幼儿时期的常见病，一年四季均可发病，在冬春季节及气候骤变时多见，多由急性上呼吸道感染或支气管炎向下蔓延所致。

临床上以发热、咳嗽、气促、呼吸困难和肺部湿啰音为主要表现。严重者可出现循环系统、神经系统、消化系统的相应症状。

二、怎么判断孩子发生了支气管肺炎

1.乏力，咽痛，头痛，阵发性干咳或咳少量黏液痰，发热，食欲缺乏，腹泻，腹痛，耳痛等。

2.有无明显呼吸困难或心慌及口唇有无发绀等。

3.胸部影像学检查表现为大片状致密影，占据一个肺段或肺叶以上范围，可累及单叶或多叶病变。

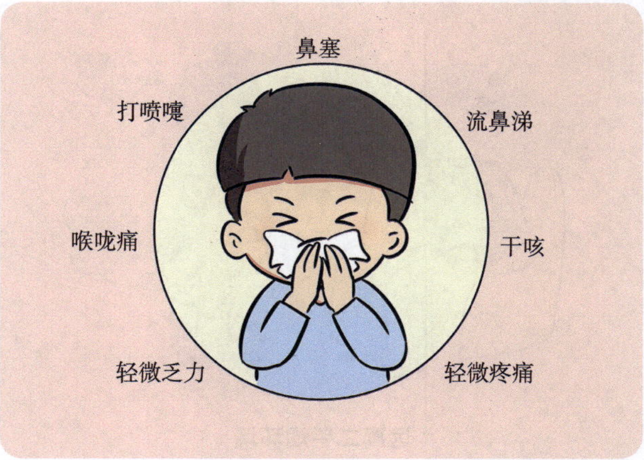
鼻塞
打喷嚏
流鼻涕
喉咙痛
干咳
轻微乏力
轻微疼痛

支气管肺炎症状

三、支气管肺炎的危害

1.小儿支气管炎久治不愈会影响到患儿的肺部，可导致肺部感染，出现呼吸困难缺氧的现象。

2.造成支气管扩张，小儿支气管肺炎长久没有治愈，就会变成慢性支气管炎症，这种炎症会反复发作，会破坏气管壁，使得支气管壁扩张变形，管壁被破坏的时候也就丧失了防御能力。有咳嗽和排痰功能都会下降，就会有咳脓痰及咯血的现象。

四、支气管肺炎如何治疗

根据痰培养和血清检测，确定病原菌，有针对性的使用抗生素、抗真菌药或抗病毒药，治疗尽量选用避免对肝肾功有损害的药物，也可采用雾化吸入方法。

五、如何预防支气管肺炎

1.增强免疫力，保持良好生活习惯，确保充足睡眠。

2.合理饮食，注意补充蛋白质，多吃富含维生素的蔬菜。

3.根据儿童年龄选择适当的锻炼方法，如户外活动、体操、跑步等，以增强体质。

4.尽量避免让孩子接触有呼吸道疾病的人，特别是在传染病高发季节。家中有人患呼吸道疾病时，应适当隔离，减少与孩子接触。

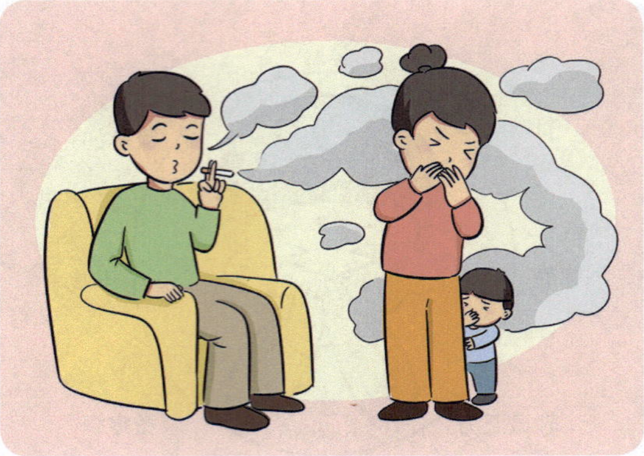

远离二手烟环境

5.定期接种疫苗，如肺炎球菌疫苗和流感疫苗。

6.保持室内空气清新，定期开窗通风。避免孩子长时间待在空气不流通的环境中。

7.注意个人卫生，教育孩子养成良好的卫生习惯，如勤洗手、不随地吐痰等。

8.孩子出现发热、咳嗽、呼吸急促、呼吸困难等症状及时就医。

第二节　支气管哮喘

案例导入

天气渐凉，已经正式进入深秋了，儿子这几天一直咳嗽。昨天晚上感觉呼吸加快，喘气困难，带孩子到医院看急诊，医师初步诊断为支气管哮喘急性发作，需要住院治疗。不就是个感冒咳嗽吗？前几次吃一点药就好了，这次怎么这么严重呢？我该怎么办呢？

一、孩子为什么会发生支气管哮喘

支气管哮喘（bronchial asthma）简称哮喘，是由嗜酸性粒细胞、肥大细胞和T淋巴细胞等多种细胞和细胞组分共同参与的慢性炎症性疾病。导致易感个体气道高反应性和气道炎症。当接触物理、化学、生物等过敏原刺激时，发生广泛多变的可逆性气流受限，从而引起反复发作的喘息、咳嗽、气促、胸闷等症状，常在夜间和（或）清晨发作或加剧，多数患儿经治疗缓解或自行缓解。

二、哮喘发生的原因是什么

1. 遗传因素　哮喘为家族性，如果家族中有哮喘的患者，儿童患哮喘的概率会明显增加。

2. 环境因素　环境污染、气候变化、室内外过敏原等都可能导致儿童哮喘。过敏原包括尘螨、花粉、霉菌、宠物皮屑等。

3. 呼吸道感染　如感冒、支气管炎等可能导致哮喘发作。

4. 过敏体质　儿童可能对某些食物、药物、添加剂等产生过敏反应，导致哮喘发作。

5. 运动诱发　剧烈运动可诱发儿童哮喘发作，这种现象被称为运动性哮喘。

三、怎么判断孩子发生了哮喘

1. 支气管哮喘的典型症状，如喘息、气促、胸闷、咳嗽等为儿童期非特异的呼吸道症状，病情严重时可能出现呼吸困难、烦躁不安等表现。

2. 常在夜间和（或）凌晨发作或加剧。

3. 秋冬季节或换季时发作或加重。

4. 平喘药通常能够缓解症状。

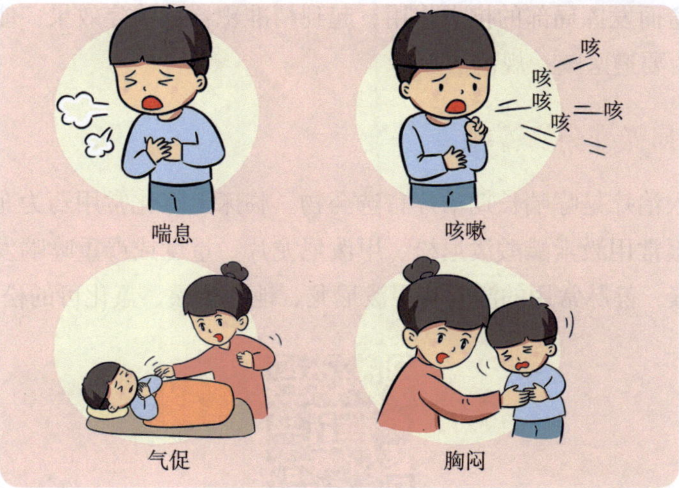

支气管哮喘的典型症状

四、如果不积极治疗对孩子有什么影响

1.慢性气道炎症反反复复的发作，严重时会出现致死性哮喘。

2.影响患儿日常生活，包括学业、生活的质量，甚至可给成年后工作和生活带来不便。

3.后期会伴有严重的并发症。

五、支气管哮喘可以治好吗

1.治疗原则 急性发作期，重点是抗炎、平喘，以便快速缓解症状。慢性持续期和临床缓解期，防止症状加重和预防复发。重视哮喘防治教育，避免接触变应原。

2.治疗目标 控制症状，维持正常活动水平，包括运动能力，功能正常或接近正常。预防哮喘急性发作，注重药物治疗和非药物治疗相结合，重视患儿心理问题的干预，提高生命质量。

3.预后 哮喘的治疗预后和疾病的严重程度有关，更重要的是与正确的治疗方案有关，大多数患儿经过积极而规范的治疗后，多数可达到临床控制，如果治疗不规范，哮喘会长期反复甚至恶化。

六、长期使用激素治疗对孩子有影响吗

糖皮质激素是治疗哮喘急性发作的一线药物。吸入治疗属于局部用药，可直接作用于气道而发挥局部的抗炎作用，起到精准靶器官治疗效果，能减少全身副作用。因此，要遵医嘱，规范治疗。

七、如何做好药物管理

激素吸入治疗是哮喘长期治疗首选药物。临床上雾化常用药为布地奈德、倍氯米松；口服常用激素醋酸泼尼松、甲泼尼龙片。重度或严重哮喘发作时应及早静脉给予激素，静脉常用的激素有甲泼尼龙、地塞米松、氢化可的松等。

（视频学习：守护每一次呼吸）

八、如何做好生活管理

1. 环境管理　保持生活环境清洁卫生，避免刺激性气体和气味，如烟雾、香水、油漆等。避免接触过敏原，如花粉、尘螨、动物皮毛等。在雾霾天或空气污染严重时，尽量减少外出或佩戴口罩。

2. 饮食管理　患儿饮食应以清淡、维生素含量较高的食物为主，禁食辛辣、冷饮、过甜、过咸及易过敏的食物，如虾、蟹等海鲜。对于肥胖患儿，应适当控制饮食，降低脂肪供给量，以瘦肉为宜。

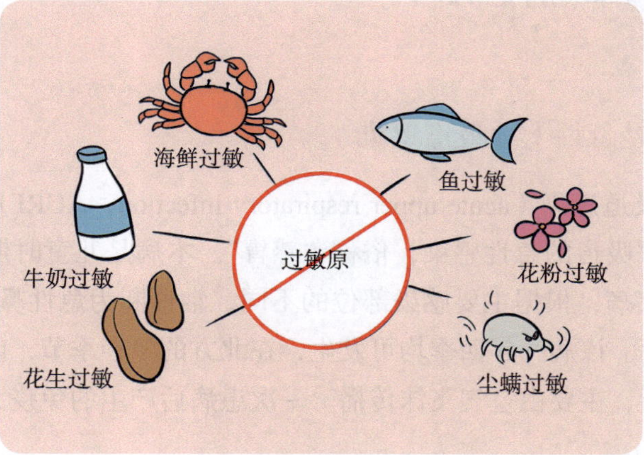

远离过敏原

3. 作息管理　保证患儿充足的睡眠时间，避免剧烈运动，以免诱发哮喘发作。在哮喘缓解期，鼓励患儿进行适度的体育锻炼，如散步、慢跑、游泳等，以增强体质，提高抗病能力。

4. 随访管理　哮喘是慢性疾病，定期规范随访是取得良好疗效的重要基础。哮喘患儿及其亲属需对哮喘防治有一个正确、全面的认识和良好的依从性，坚持治疗，有问题及时沟通。建立哮喘患儿档案、制订长期防治计划，定期随访。随访内容包括检查哮喘日记、检查吸药技术是否正确、监测肺功能，以及评估哮喘控制情况、维持用药情况和指导治疗。

第三节　急性上呼吸道感染

案例导入

小凯凯因2天前外出淋雨后出现咽喉干痒，流清涕，打喷嚏及鼻塞等症状，今天高热不退，咳嗽、流涕伴鼻塞，症状较前加重就诊于急诊科，凯凯妈妈很着急，担心病情是否加重？

一、什么是急性上呼吸道感染

急性上呼吸道感染（acute upper respiratory infection，AURI）是指由各种病原体引起的上呼吸道的急性感染，俗称“感冒”。本病是儿童时期最常见的急性呼吸道感染性疾病，根据主要感染部位的不同，常诊断为急性鼻炎、急性咽炎、急性扁桃体炎等。该病一年四季均可发生，在北方的冬春季节，南方的夏秋雨季更容易造成流行，主要由空气飞沫传播。一次患病后产生的免疫力不足，故可反复患病。

二、急性上呼吸道感染临床表现是什么

上呼吸道感染的常见症状：发热、咳嗽、流鼻涕、咽痛、全身酸痛、乏力、食欲缺乏等。部分患儿可伴有头痛、呕吐、腹泻等症状。若出现高热、咳嗽剧烈、呼吸困难等严重症状，应立即就医。

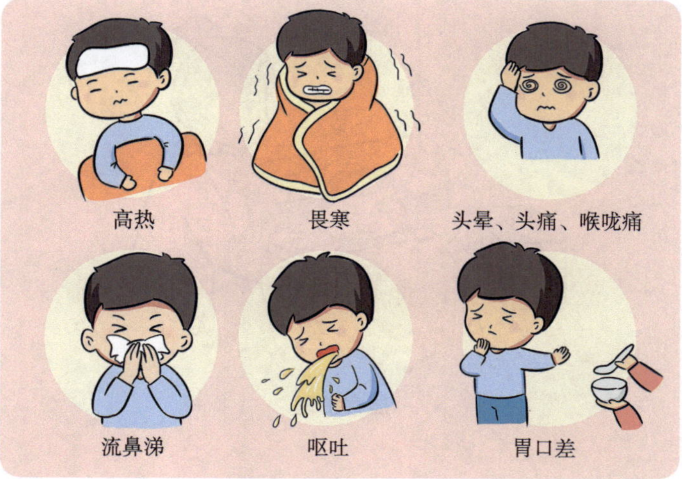

急性上呼吸道感染临床表现

三、急性上呼吸道感染有哪些危害

急性上呼吸道感染，严重时可引起下呼吸道感染、病毒性心肌炎、结膜炎、鼻窦炎、口腔炎、喉炎、中耳炎、颈淋巴结炎、败血症、变态反应性疾病，如肾小球肾炎、过敏性紫癜等。

四、如何预防急性上呼吸道感染

1.保持室内空气流通　定期开窗通风，减少病菌在室内的滋生。

2.合理饮食　均衡饮食，多食用富含维生素C的食物。

3.个人卫生　勤洗手，尽量避免去人群密集、空气不流通的地方，减少或避免接触感染源的机会。

4.接种疫苗　按时接种疫苗，提高儿童的抵抗力。

五、急性上呼吸道感染患儿如何居家护理

1.给予患儿足够的休息时间，避免剧烈运动。

2.饮食要清淡易消化，鼓励患儿多喝水，保持充足的水分摄入。

3.在医师的指导下，合理使用抗病毒药物或抗生素治疗。有头痛症状时可使用解热镇痛药。

4.密切观察患儿的症状，若出现高热不退、咳嗽加剧、呼吸困难等，应及时就医。

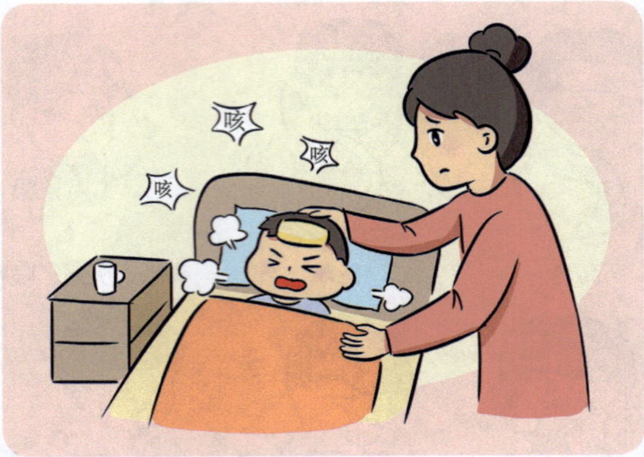

居家护理

六、治疗急性上呼吸道感染的误区

1. 误区一 “感冒了就要吃抗生素”。

急性上呼吸道感染通常由病毒引起，而抗生素主要用于治疗细菌感染。正确的做法是在医师的指导下，选择合适的药物。

2. 误区二 “孩子发热就要立刻退热”。

发热是身体对抗感染的一种正常反应，有助于杀灭病原体。若孩子体温不超过38.5℃，且精神状态良好，可以通过多喝水、物理降温等方法缓解。若体温超过38.5℃或伴有其他严重症状，应及时就医，按医嘱使用解热镇痛药。

3. 误区三 “预防上呼吸道感染只需多穿衣服”。

虽然保暖在一定程度上有助于预防上呼吸道感染，但仅仅多穿衣服是不够的。预防上呼吸道感染还需关注饮食、运动、个人卫生等方面，提高孩子的免疫力。

急性上呼吸道感染重在预防，隔离传染源有助于避免感染，加强锻炼，增强体质，生活规律，改善营养，避免受凉和过度劳累，有助于降低易感性。

第4章

心血管系统疾病

第一节 先天性心脏病

案 例 导 入

患儿，1岁半，在出生后不久即发现口唇青紫，且呈进行性加重，哭闹后青紫加剧伴气促，学会走路后发现其喜蹲踞，行走20～30分钟即有气促，曾发生晕厥两次，门诊以“先天性心脏病”收入病房。

一、什么是先天性心脏病

先天性心脏病（Congenital heart disease，CHD）简称先心病，是胎儿时期心脏血管发育异常而导致的畸形，是儿童最常见的心脏病，在早产儿中的发生率为足月儿的2～3倍，死胎发生率为活产儿的10倍，是儿童因先天发育异常致死的重要原因。

二、先天性心脏病的病因有哪些

任何影响胎儿心脏发育的因素都可以使心脏的某一部分出现发育停滞和异常，先天性心脏病的病因尚未完全明确，目前认为心血管畸形的发生主要由遗传、环境因素及其相互作用所致。

1.遗传因素 包括染色体易位与畸变、单一基因突变、多基因病变和先天性代谢紊乱。

2.环境因素 妊娠早期宫内感染，如风疹、流行性感冒、流行性腮腺炎和柯萨奇病毒感染等。孕妇与大剂量的放射线接触和服药史，如抗肿瘤药；孕妇患代谢紊乱性疾病，如糖尿病、高钙血症等；子宫内缺氧的慢性疾病；妊娠早期饮酒、吸食毒品等。

三、常见的先天性心脏病有哪些类型

1.室间隔缺损 是由于心脏胚胎发育异常而形成左右心室之间的异常通道，它可单独存在，也可与其他心脏畸形同时存在。

2.房间隔缺损 胚胎发育过程中房间隔发育不良、吸收过度或心内膜垫发育障碍，导致两心房之间存在通路。儿童时期症状较轻，不少患儿到成年后才发现。

3.动脉导管未闭 动脉导管是胎儿时期肺动脉与主动脉间的正常通道，是胎儿血液循环的重要途径。出生后，随着呼吸的开始，肺循环压力降低，血氧分压提高，动脉导管于出生后数小时至数天在功能上关闭，成为动脉韧带。动脉导管未闭可单独存在，或与主动脉狭窄、室间隔缺损、法洛四联症等并存。

4.肺动脉狭窄 是右心室血液流出通道梗阻的先天性心脏病，单纯性肺动脉狭窄约占先天性心脏病的10%，另外约20%的先天性心脏病合并肺动脉狭窄。

5.法洛四联症 是右心室漏斗部或圆锥动脉干发育不良引起的一种心脏畸形，是先天性心脏病中最复杂的一种类型，也是最常见的发绀型先天性心脏病，占先天性心脏病的12%～14%。包括4种病理畸形，即肺动脉狭窄、室间隔缺损、主动脉骑跨、右心室肥厚。

四、先天性心脏病有哪些症状

1.缺损小者 可无明显症状，常在体检时发现。

2.缺损大、分流量大者 可出现劳力性气促、乏力、心悸，反复发生呼吸道感染、继发肺动脉高血压和心力衰竭。

3.法洛四联症 主要有①发绀：为主要表现，因啼哭、情绪激动、体力劳动和寒冷时，出现气急及青紫加重，多见于唇、指（趾）甲床、球结膜等；②蹲踞症状，患儿在行走、游戏时，常主动下蹲片刻，不会行走的小婴儿常喜欢大人抱起，双下肢屈曲状；③杵状指（趾），发绀持续6个月以上，表现为指（趾）端膨大如鼓槌状；④阵发性缺氧发作，多见于婴儿，因吃奶、哭闹、情绪激动、贫血、感染时，发生阵发性呼吸困难，严重者可引起突然晕厥、抽搐或脑血管意外。

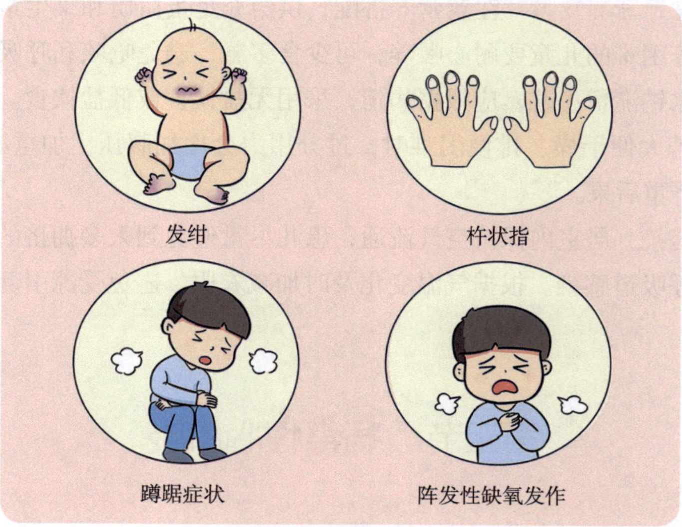

法洛四联症临床表现

五、先天性心脏病该如何治疗

近年来，由于心导管检查、心血管造影术和超声心动图等的应用，介入性导管术及在低温麻醉和体外循环下心脏直视手术的发展，术后监护技术的提高，许多常见的先天性心脏病得到准确的诊断和及时的手术治疗。

1. 1岁以内室缺、房缺分流量小，无症状的患儿有自行闭合的可能；缺损较大时，可根据患儿病情选择介入封堵、经胸封堵术或修补缺损。

2.肺动脉狭窄者，一般右心室收缩压超过50mmHg时，需尽早手术，手术方法首选球囊瓣膜成形术。

3.绝大多数肺动脉及左、右分支发育正常的法洛四联症患儿均应力争在1岁内行矫治术。

4.对于出生后病情发展严重、婴儿期严重缺氧、屡发呼吸道感染和晕厥者，或不具备手术条件的法洛四联症患儿可先行姑息手术以改善肺血流量。

六、先天性心脏病患儿该如何居家护理

1.建立合理的生活方式 安排好患儿作息时间，保证睡眠、休息，根据病情安排适当活动量，减少心脏负担。尽量减少搬动和刺激患儿，避免引起情绪激动和大哭大闹。有心功能不全的患儿应绝对卧床休息。患儿往往出汗较多，需保持皮肤清洁，夏天勤洗澡，冬天注意保暖的同时要用热毛巾擦身，勤换衣裤。

2. 供给充足营养支持 注意营养搭配，供给充足蛋白质和维生素，保证营养需求。对喂养困难的儿童要耐心喂养，可少食多餐，避免呛咳和呼吸困难。心功能不全时有水钠潴留患儿，应根据病情，采用无盐饮食或低盐饮食。患儿要保持大便通畅，若大便干燥、排便困难时，过分用力会增加腹压，加重心脏的负担，甚至会产生严重后果。

3. 预防感染 居室内保持空气流通，患儿尽量避免到人多拥挤的公共场所逗留，以减少呼吸道感染。根据气温变化及时加减衣服，避免受凉引起感冒或呼吸系统感染。

第二节 病毒性心肌炎

案例导入

王女士的女儿，星星，5岁，近半个月急性上呼吸道感染和肺炎一直不好，反复发热，体温最高为39.5℃，声音嘶哑、肌肉痛。3天前星星在幼儿园出现气急、心慌、胸口痛。王女士便带星星前往医院就诊，医师告诉王女士，星星是病毒性心肌炎，星星到底怎么了？

一、什么是病毒性心肌炎

病毒性心肌炎是指病毒侵犯心肌，引起心肌细胞变性、坏死和间质炎性。除心肌炎外，部分病例可伴有心包炎和心内膜炎，本病临床表现轻重不一，轻者预后大多良好，重者可发生心力衰竭、心源性休克，甚至猝死。

二、病毒性心肌炎的病因有哪些

多种病毒可能引起心肌炎，主要是肠道病毒和呼吸道病毒，其中柯萨奇 $V_{1\text{-}6}$ 型病毒为最常见致病原因，占30% ～ 50%。其余病毒如腺病毒、脊髓灰质炎病毒、流感和副流感病毒、单纯疱疹病毒、腮腺炎病毒均可引起心肌炎。

三、病毒性心肌炎有哪些症状

1. 前驱症状 起病前数日或1 ～ 3周多有上呼吸道或肠道等前驱病毒感染史，

常伴有发热、全身不适、咽痛、肌痛、腹痛、腹泻和皮疹等症状。

2.心肌炎表现 轻症患儿可无自觉症状，仅表现心电图的异常。一般患儿表现为精神萎靡、疲乏无力、食欲缺乏、恶心呕吐、腹痛、气促、心悸和心前区不适或胸痛。重症患儿则暴发心源性休克、急性心力衰竭，可在数小时或数天内死亡。

四、病毒性心肌炎该如何治疗

本病为自限性疾病，目前尚无特效治疗，主要是减轻心脏负担，改善心肌代谢和心功能促进心肌修复。

1.休息 急性期卧床休息，至体温稳定后3～4周，基本恢复正常时逐渐增加活动量。恢复期继续限制活动量，一般总休息时间不少于6个月。重症患儿心脏扩大者、有心力衰竭者，应延长卧床时间，待心力衰竭控制、心脏情况好转后再逐渐开始活动。

2.药物治疗

（1）抗病毒：对于仍处于病毒血症阶段的早期患者，可选用抗病毒治疗，但疗效不确定。

（2）改善心肌营养：1，6 - 二磷酸果糖有益于改善心肌能量代谢，促进受损细胞的修复，同时可选用大剂量维生素C、泛醌（CoQ10）、维生素E和复合维生素B，中药生脉饮、黄芪口服液等。

（3）大剂量免疫球蛋白：通过免疫调节作用减轻心肌细胞损害。

（4）糖皮质激素：对重型患儿合并心源性休克、致死性心律失常（三度房室传导阻滞、室性心动过速）、心肌活体组织检查证实慢性自身免疫性心肌炎症反应者应足量、早期应用。

（5）控制心力衰竭：控制液体摄入量，根据病情联合应用利尿剂、洋地黄和血管活性药物，特别注意使用洋地黄时饱和量应较常规剂量减少，并注意补充氯化钾，以避免洋地黄中毒。

五、病毒性心肌炎该如何居家护理

1.充分休息 发作期内的患儿要尽可能卧床休息，待病情基本恢复后才能慢慢的增加活动量，恢复期内必须严格控制活动量。症状较重，如伴有心脏扩大、心力衰竭的患儿应延长卧床时间，直到心脏情况好转后方能慢慢活动。平时应避免出现情绪波动过大或剧烈哭闹的现象。

2.饮食护理 应保证食物的多样化，均衡的摄取营养，以清淡饮食为主。可以适当的补充一些高热量、高维生素和高蛋白的饮食，但避免摄入高脂肪、高胆固醇的食物。饮食要遵循少食多餐原则，切勿饮食过饱，以免加重心脏负担，给婴儿喂奶的时候要避免出现呛咳。

3.用药护理 一定要遵医嘱服药，尤其是伴心律失常（如频发期前收缩等）的患儿，不可自行增加或减少药量，用药过程中出现不适应立即就医。

4.避免诱因 注意气候变化，防止患儿受凉、感冒或上呼吸道感染，疾病流行期间尽量避免去公共场所。

5.病情观察 患病期间要密切关注患儿的精神状态及生命体征等变化，若患儿出现胸闷、气促、心悸等各种不适症状时应立即送往医院就医。

第5章

泌尿系统疾病

第一节 尿道下裂

案 例 导 入

鑫鑫，男，2岁，鑫鑫妈妈发现鑫鑫的阴茎向下弯曲，样子有点奇怪，而且他喜欢蹲着小便，因为站立排小便时总打湿裤子，刚开始还以为是小孩太小，没有学会站立排尿，可经过一段时间后，这样的情况并没有得到改善，于是，妈妈将鑫鑫带到医院进行检查后得知鑫鑫患有尿道下裂。

一、什么是尿道下裂

尿道下裂是儿童泌尿生殖系统常见先天畸形之一，是以尿道开口位置异常的先天缺陷，其尿道未开口于正常龟头顶端，而开口于正常尿道口近端至会阴部的任何部位，部分病例合并阴茎下弯，男性发病率为1‰ ～ 3‰。

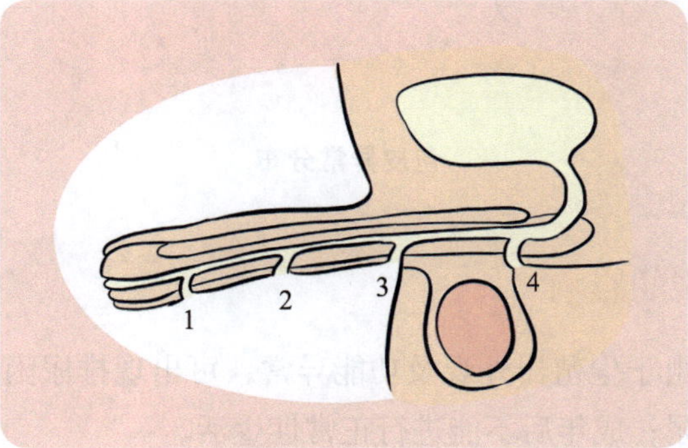

尿道下裂尿道开口位置

二、尿道下裂的病因

目前病因尚不明确，相关致病因素有胚胎学因素、基因遗传因素、内分泌因素、环境因素等。

三、尿道下裂的表现

主要有3个典型表现：①尿道口位置异常。尿道口未在阴茎头顶端，而异位于正常尿道口近端至会阴部的任何部位。②阴茎下弯。阴茎向下弯曲。③包皮异常分布。包皮未完全覆盖阴茎头部，而是像帽子一样堆积在阴茎的背侧。

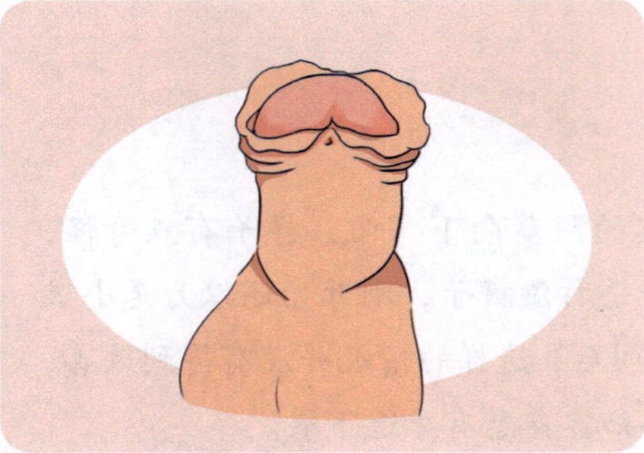

尿道口位置异常

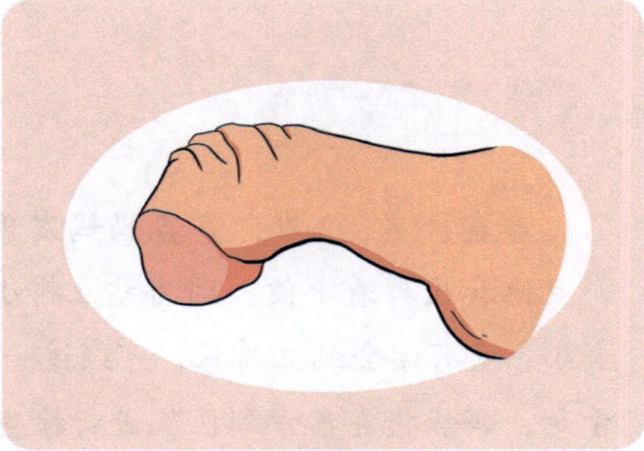

阴茎下弯

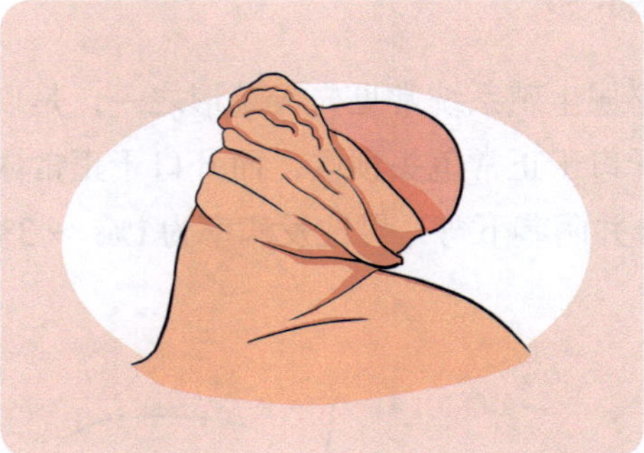

包皮异常分布

四、尿道下裂的影响

1. 身体影响 由于生殖器外观及功能异常，可出现排尿困难，站立排尿尿湿裤子或不能站立排尿；成年后不能进行正常性生活。

2. 心理影响 可出现焦虑、抑郁、自卑、社会退缩、攻击性等问题，严重影响心理健康。

五、如何治疗尿道下裂

手术是目前唯一有效的治疗方式，主要包括阴茎矫直术、尿道口成形术和外观成形等。最佳治疗时机为6～18月龄，应于学龄前完成手术。

六、术后护理

1.住院期间鼓励多饮水，勤排尿，注意保持尿管通畅，避免扭曲、打折及滑脱等，观察龟头血供情况及术区出血情况。

2.术后患儿疼痛时，适当使用镇痛药。

3.术后进食清淡易消化饮食，可适量摄入预防便秘的食物。

4.拔出尿管后观察排尿情况，如有明显尿线变细、排尿困难、尿频、尿急、尿痛等情况，应及时报告医师。

七、家庭护理

1.出院后穿柔软宽松裤子，勤换内衣裤，保持会阴清洁干燥。

2.术后1～2个月避免剧烈运动，防止磕碰及骑跨动作。

3.若带尿管出院，家属应注意会阴部清洁，预防尿管堵塞及脱落，定期返院复查。

4.指导患儿站立排尿。

第二节　先天性肾积水

案例导入

5岁的鑫鑫下午出现腹痛、呕吐，鑫鑫妈妈疑惑，“孩子是得了急性肠胃炎？食物中毒？还是阑尾炎？”但事实究竟是什么呢？经了解，鑫鑫除了上面的症状外，还发现尿液的颜色是淡红色，出现这样的情况，可把鑫鑫妈妈急坏了。殊不知，孩子可能患上了家长们不常听说的疾病——先天性肾积水，现在我们一起来聊聊肾积水这个话题吧。

一、什么是先天性肾积水

先天性肾积水是指在胎儿期就存在的肾集合系统异常扩张。新生儿的肾积水发病率为1%～2%。

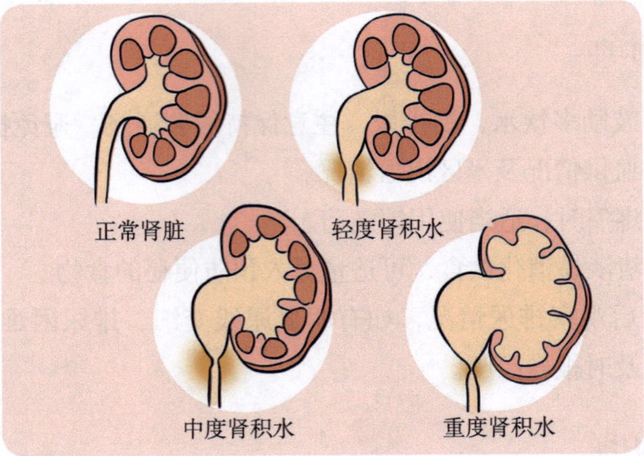

肾积水

二、先天性肾积水的病因

尿液产生于两侧肾脏，分别经两侧的输尿管进入膀胱，然后再经尿道排出，在整个排出过程中，任何部位出现了梗阻都可能出现肾积水。

胎儿先天性肾积水分为生理性和病理性，大多数肾积水为生理性，病理性肾积水主要因肾盂输尿管连接处梗阻、原发性膀胱输尿管反流、膀胱输尿管连接处梗阻等引起。肾盂输尿管连接处梗阻是新生儿肾积水最常见的原因，占85%以上。

三、先天性肾积水的表现

1.可无任何症状，做腹部超声偶然发现。

2.腹部肿块：肿块光滑，无压痛，偶有波动。突然发作的腹痛伴腹部肿块，大量排尿后包块缩小是一重要的诊断依据。

3.腰腹部间歇性疼痛：绝大多数患儿能陈述上腹或脐周痛。疼痛可在大量饮水后诱发，发作时多伴恶心、呕吐。

4.血尿：发生率为10%～30%。

5.尿路感染：出现尿频、尿急、排尿困难。

6.合并高血压。

7.多尿和多饮症状：肾脏浓缩功能下降的表现。

8.肾破裂：是肾盂受到外力作用发生破裂。

9.尿毒症。

四、怎样发现胎儿先天性肾积水

1.产前评估　超声检查是筛查先天性肾积水的首选方法。

2.出生后评估

（1）超声检查：是出生后评估肾积水情况的首选方法。

（2）核素肾显像：核素肾显像能够评估分肾功能和肾积水梗阻的严重程度，是肾积水术前评估和术后随访的重要影像学检查。

（3）静脉尿路造影检查：轻中度积水者多数能显示出肾盂和肾盏扩张影像。

（4）逆行肾盂造影：仅在显示不满意或不显影，无法确定肾积水和输尿管梗阻部位时采用。

五、先天性肾积水该怎么处理

1.产前处理　先天性肾积水在产前尚无有效的药物治疗，因此，仅能根据疾病严重程度、胎龄、孕妇及其家属的意愿等具体情况进行产检随访、胎儿手术干预、早期剖宫产或终止妊娠。

（1）产检随访：产前先天性肾积水可在妊娠期缓解、持续或加重，胎儿期发现是肾积水，约1/3患儿出生后可能恢复正常。

（2）手术治疗：肾积水胎儿期手术干预存在较大争议，目前无有效临床证据显示宫内干预对最终预后有明显改善，因此不提倡宫内干预。

（3）早期剖宫产：绝大多数肾积水胎儿可发育至足月分娩，但少数羊水明显减少，且已至妊娠晚期，肺发育成熟患儿可在34周左右行早期剖宫产。

（4）终止妊娠：羊水主要由胎儿尿液形成，严重的羊水过少影响胎儿肺发育，早期胎儿重度肾积水会严重影响胎儿肺和肾脏发育。若超声显示肾脏回声增强、双肾尿路扩张和羊水减少，高度怀疑后尿道瓣膜等可能时，可考虑选择性终止妊娠，但需慎重考虑。

2.出生后处理

（1）对于胎儿期发现的先天性肾积水，产后1周应行B超复查，同时应根据患儿情况，在出生后1～6个月进行规范的超声随访。如肾积水进行性增多或肾功能受损，或有腹痛、感染、结石等临床并发症时应及时手术治疗。

（2）轻度肾积水，体检时偶然发现无明显临床症状，可随访观察，根据肾积水进展情况和肾功能损害程度决定是否手术。

六、术后护理

1.术后观察血压、伤口情况及引流管情况，观察患儿腹部体征变化。

2.年龄较小患儿术后保持呼吸道通畅，预防窒息。

3.术后1个月避免剧烈运动，避免伤口受压或撞击。

4.鼓励患儿多饮水，进食低蛋白、低盐清淡饮食，禁用对肾脏有损害的药物。

七、家庭如何护理

1.带双“J”管出院的患儿，避免大幅度活动，1～3个月回医院拔管。如有发热、血尿、患侧腰腹部疼痛等不适，应及时复诊。

2.保持会阴部清洁干燥，密切观察患儿体温及排尿情况，预防泌尿系感染。

第三节 隐 睾

案例导入

2岁的鑫鑫从出生后从未到专业的医疗机构进行体检，日常给宝贝换衣、洗澡也没关注宝贝阴囊的情况，突然有一天，妈妈在给鑫鑫洗澡时发现其两侧阴囊外观不一样，其中一侧发育较差，用手一摸发现这一侧阴囊里面空虚，没有摸到蛋蛋，这下鑫鑫妈妈着急了，“蛋蛋哪里去了？为什么会发生这样的情况呢？”，于是，她将鑫鑫带到了医院，经医师检查发现，原来鑫鑫患有隐睾。

一、什么是隐睾

隐睾是指睾丸未能按照正常的发育过程从腹腔下降至阴囊，是男童比较常见的一种先天性发育异常，主要有睾丸下降不全和睾丸异位，发生率足月新生儿约为4%，1岁约为1%，成年人约为0.7%，可分为单侧和双侧。

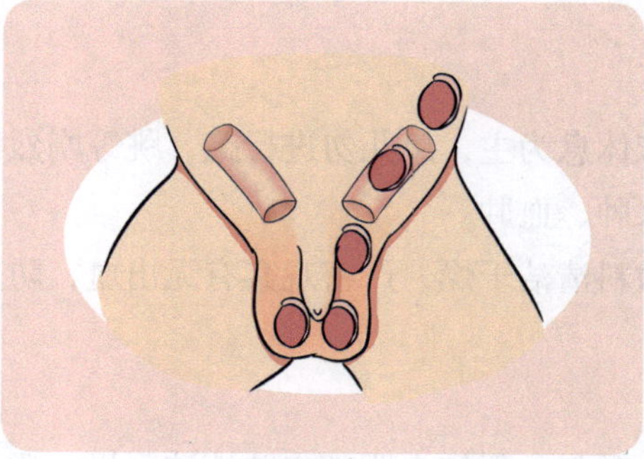

睾丸下降过程

二、隐睾的病因与临床表现有哪些

目前病因尚不完全明确，相关危险因素有遗传因素、内分泌因素、物理机械因素等。

主要表现为患侧阴囊发育差、阴囊空虚、扪不到睾丸。

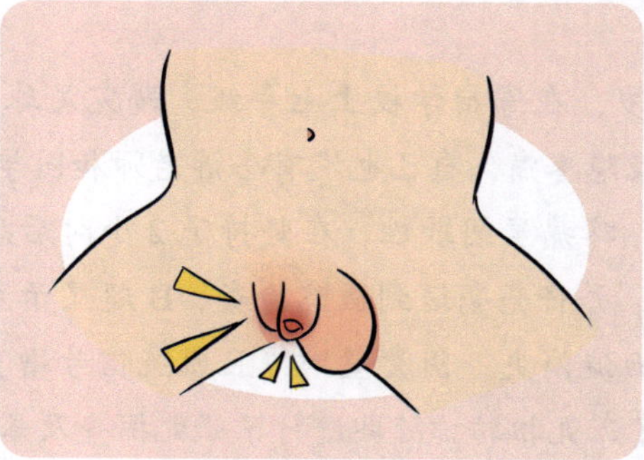

患侧阴囊发育差

三、隐睾的影响

1. 身体影响　生育能力下降或不育，睾丸损伤、睾丸扭转、睾丸恶变概率增大。

2. 心理影响　大龄患儿可出现焦虑、自卑等问题，严重影响心理健康。

四、如何治疗隐睾

出生后6个月如睾丸仍未下降，则自行下降的概率已经极小。睾丸固定术是隐睾的主要治疗方法，最佳手术时间为6～12月龄，最迟在18月龄前完成。

五、术后护理

1. 术后当天以卧床休息为主，患儿勿进行跑、跳等剧烈活动。
2. 观察阴囊有无水肿、血肿。
3. 术后保持伤口敷料清洁干燥，严密观察有无出血，防止污染阴囊处伤口。

六、家庭护理

1. 出院后揭去伤口敷料，保持会阴部皮肤清洁干燥，避免感染。
2. 术后1个月避免剧烈运动及负重。
3. 术后3个月复查，以后每6个月复查1次至青春期。

第四节 睾丸扭转

案 例 导 入

亮亮，男，13岁，在寄宿学校上七年级，踢完足球准备回寝室的时候突然出现左侧阴囊隐隐疼痛，自己也没有告诉老师和同学，但是渐渐的疼痛在加剧，时有缓解，疼痛呈间歇性，在坚持了2小时后疼痛难忍告知老师，老师随即联系家长，并将亮亮送到医院检查，B超显示左侧睾丸体积增大，内部回声不均匀，血流消失，阴囊壁增厚且血流信号增多。结合临床症状，医师考虑亮亮出现了睾丸扭转，随即进行了睾丸探查及睾丸固定手术。

一、什么是睾丸扭转

睾丸扭转又称精索扭转，指精索扭曲、扭转，导致睾丸血液供应障碍而造成睾丸的缺血性病变，是常见阴囊急症之一，占小儿急性阴囊疾病13%～54%，左侧发病占73%。

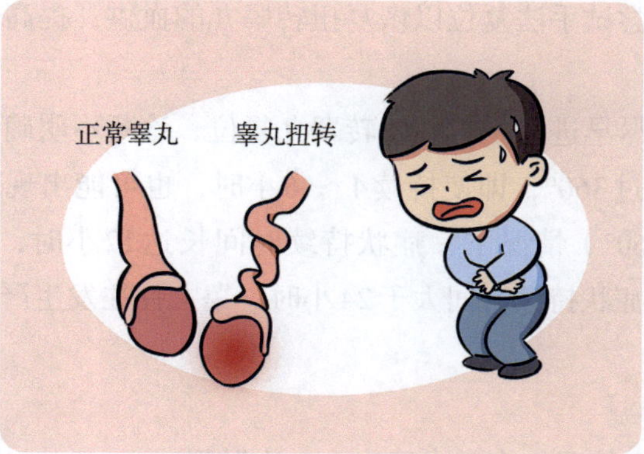

正常睾丸与睾丸扭转

二、睾丸扭转的病因

目前病因尚不完全明确，报道与睾丸发育不良及睾丸系膜过长、睾丸、附睾发育畸形、睾丸鞘膜发育异常等有关。

三、睾丸扭转的表现

主要表现有：①阴囊、睾丸、下腹疼痛，恶心呕吐。常在睡眠时或剧烈运动后发生，开始为隐痛，很快转为剧烈疼痛，疼痛向下腹及会阴部发展，少数患儿伴有恶心呕吐。②阴囊红肿。患者阴囊皮肤发红，肿胀，触痛明显。③睾丸位置、角度改变。睾丸位置可上升到阴囊上部，在阴囊内摸不到睾丸。④发热。一般无发热或略有低热。⑤年龄较小不能表述的患儿可能表现为不明原因的持续哭闹。

四、睾丸扭转的影响

1. 身体影响　睾丸损伤、睾丸坏死、男性不育。

2. 心理影响　可出现焦虑等问题，严重影响心理健康。

五、发生睾丸扭转怎么办

睾丸扭转后是否发生缺血坏死与扭转程度及时间密切相关。扭转180°，3～4天发生睾丸坏死；扭转360°，12～24小时发生睾丸坏死；如果扭转720°，2小时即发生睾丸坏死。其治疗原则是挽救睾丸的同时保护生育功能，早期正确诊断并及时采取有效的治疗方案是挽救睾丸的关键。

1. 手法复位　适用于睾丸扭转早期、阴囊内水肿和渗出较轻的患者。诊断一旦确立，建议首先尝试手法复位以恢复扭转睾丸的血供，提高手术探查挽救睾丸的成功率。

2. 手术治疗 尽早进行手术使扭转睾丸复位，诊断不明确时也应尽早进行阴囊探查，如扭转超过360°，即使持续4～6小时，也可能出现睾丸萎缩；在不完全扭转（180°～360°）情况下，症状持续时间长达12小时，睾丸也可能幸存；当扭转超过360°且症状持续时间大于24小时，睾丸往往发生严重坏死。

六、术后护理

1. 术后观察阴囊情况，有无术区出血、血肿形成。
2. 可使用软枕托起阴囊以减轻疼痛。
3. 保持会阴部皮肤清洁干燥，避免大小便污染。
4. 行睾丸切除的患儿，注意加强沟通及心理疏导，保护患儿隐私。

七、家庭护理

1. 出院后密切观察阴囊情况，有无肿胀、疼痛等发生。
2. 行睾丸切除的患儿注意做好健侧睾丸保护。
3. 术后15日返院复查。

第五节 包 茎

案例导入

鑫鑫今年6岁了，妈妈近期给鑫鑫洗澡时想给他翻开包皮清洗，可发现比较困难，包皮不能上翻，鑫鑫尿尿时在丁丁的前端常出现像气球一样的小囊，尿道口经常出现红肿、疼痛，偶尔还会发热，这可让鑫鑫妈妈比较担心，于是，她将宝贝带到医院进行检查，才知道鑫鑫存在包茎的情况。

一、什么是包茎

包茎是指男性由于包皮口狭窄或包皮与龟头粘连，导致包皮不能向上翻起，龟头不能外露。

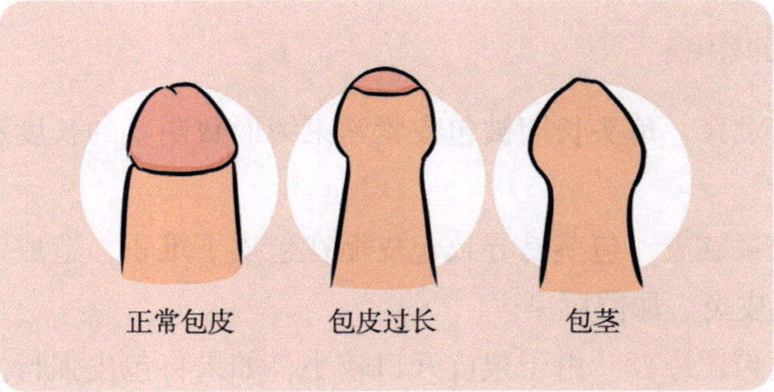

包茎

二、包茎的分类

1.先天性（生理性）包茎 正常情况下，男性新生儿及婴幼儿的包皮与龟头有生理性粘连，尿道口较小，龟头难以外露。随着小儿生长发育，包皮口会逐渐增宽，包皮与龟头也逐渐分离，4岁时约90%的男童都能上翻包皮外露阴茎头。

2.继发性（病理性）包茎 多由于龟头或包皮局部感染或损伤引起包皮口瘢痕挛缩，包皮弹性下降而不能外翻露出龟头。

三、包茎的表现

主要有3个典型表现

1.包皮翻转障碍 由于包皮口狭小或包皮与阴茎头粘连而使包皮难以翻开外露龟头。

2.龟头包皮炎 急性感染时可出现包皮口红肿、阴茎疼痛，甚至流脓、发热等。

3.排尿异常 由于包皮口狭窄，可出现排尿困难、尿线细长、排尿时间延长、包皮囊气球样膨起等。

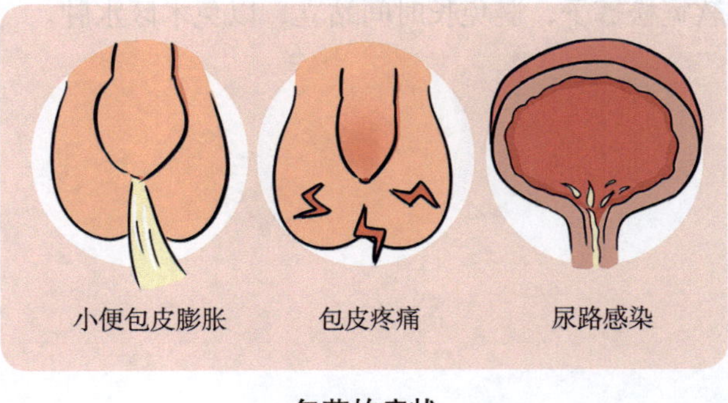

包茎的症状

四、包茎的影响

1.影响阴茎发育 龟头长期被包皮紧紧束缚而致阴茎的长度和直径小于同龄儿童。

2.诱发泌尿系感染 包茎易导致包皮垢在包皮下堆积，造成细菌感染，导致患儿发生龟头包皮炎、尿路感染。

3.容易引起包皮嵌顿 由于包皮开口较小，如果将包皮强行上翻后未能及时复位，会导致狭窄的包皮口紧紧的勒住冠状沟，影响阴茎血液供应，如未能及时接触，可导致龟头缺血坏死。

4.排尿困难 龟头包皮炎反复发作，引起尿道口瘢痕狭窄，造成患儿排尿困难。

5.其他 长期炎症刺激，可诱发成人阴茎癌的发生。

五、如何治疗包茎

1.婴幼儿时期的绝大多数包茎都不需要治疗，若无龟头包皮炎或泌尿系感染，家属可试着将包皮反复上翻，露出尿道口即可，随着患儿年龄增长，大多数小儿均可治愈。若出现龟头包皮炎，可使用温水或药物对阴茎进行浸泡，待炎症消退后再试行手法分离。

2.先天性包茎不能剥离及继发性包茎应做包皮环切术。

六、家庭护理

1.观察伤口、龟头血供情况，如有出血、水肿严重，及时返院。

2.术后第2天开始温盐水浸泡伤口，直至包皮环脱落，之后应每日清洁并且上翻剩余包皮，以防粘连。

3.术后鼓励多饮水，勤排尿，术后若患儿出现疼痛，可口服镇痛药。

4.术后穿柔软宽松裤子，避免长时间站立，以免术区水肿。

第六节 泌尿道感染

案例导入

我家宝宝两岁半了，最近小便次数有点多，刚从厕所出来不到10分钟，又喊着要尿尿，还会说尿尿疼。有时候我以为她在说谎，可是一摸裤子，还真是湿的。这是怎么回事呢？

一、什么是泌尿道感染

小儿泌尿道感染是指病原微生物侵入泌尿系统，在尿液中生长、繁殖，并侵犯尿路黏膜或组织而引起的感染性疾病。按病原体侵袭的部位不同，分为肾盂肾炎、膀胱炎、尿道炎。肾盂肾炎又称为上尿路感染；膀胱炎和尿道炎合称为下尿路感染。由于儿童时期感染局限在尿路某一部位者较少，且临床上又难以准确定位，故常不加区别，统称为泌尿道感染。泌尿道感染是儿科最常见的感染性疾病之一，如就医及时，通常可以很快痊愈。尿路感染可能会影响小孩的肾功能,致病菌常会沿尿道逆行至肾脏、膀胱而演变成肾盂肾炎、膀胱炎等，所以家长要重视其防治。故早期发现泌尿道感染很重要。

二、宝宝为何容易得尿路感染

1.小儿输尿管长而弯曲，管壁发育不全，易被压扁、扭曲，发生尿潴留而易感；男婴还有包皮过长、包茎，容易藏污纳垢而发生上行性感染。女宝宝尿路较短，尿道口离肛门口近，易被粪便污染导致感染。

2.患儿穿纸尿裤排尿排便后未及时清理粪便导致污染，或排便后为宝宝擦拭大便的方法不对，尿道口受到污染。

3.学龄期儿童不喜欢饮水，憋尿，不注意清洁卫生等都是诱因。

4.先天性泌尿系统发育异常，如膀胱输尿管反流、尿道瓣膜等。早产儿、新生儿和伴有尿路梗阻的婴幼儿更易发生尿路感染。

三、泌尿道感染有哪些症状

儿童泌尿系感染的症状不典型，许多家长常常忽视，最后造成不良后果。其特点一般是年龄越小，症状越不明显，因此需要家长密切观察相关症状。

1.新生儿期 症状极不典型，多以全身症状为主，如发热或体温不升、吃奶差、呕吐、腹泻等，部分患儿体重不增，伴有黄疸，或出现嗜睡、烦躁等，局部排尿刺激症状多不明显。

2.婴幼儿期 症状也不典型，表现为全身症状，以发热最为突出，拒食、呕吐、腹泻等也较明显，细心观察可发现患儿常伴有排尿时哭闹、尿味难闻、顽固性尿布疹、腹痛、血尿等，有的还可引起顽固性尿布皮炎。局部排尿刺激征症状不明显。

3.学龄期 以发热、寒战、腹痛等症状突出，伴有腰痛和肾区叩击痛，同时尿路刺激征症状明显，出现尿频、尿急、尿痛，偶有肉眼血尿。

4.反复发作患儿 表现为间歇性发热、腰酸、消瘦及肾功能受损，甚至慢性肾衰竭等表现，如进行性贫血、夜尿等，尿路刺激征可无或间歇出现。早期及时治疗可减少肾损害。

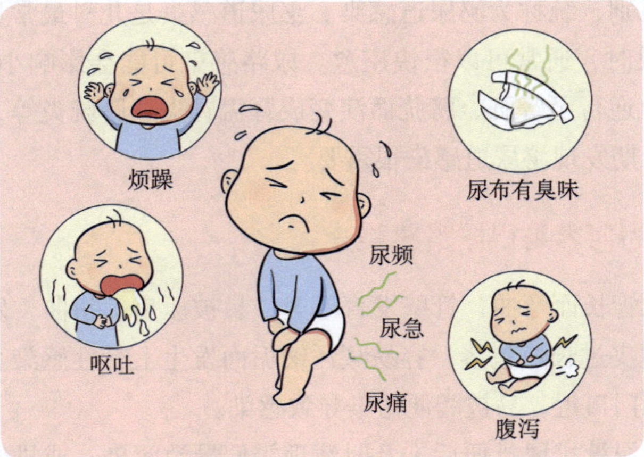

泌尿道感染的症状

四、确诊泌尿道感染以后怎么办

1.在医师的指导下明确病原菌，及时有效地应用抗生素，早期治疗可以消灭病原菌，防止感染蔓延，切忌擅自停药，导致患儿病情反复。

2.急性期卧床休息，鼓励患儿大量饮水、勤排尿，通过增加尿量起到冲洗尿路的作用，减少细菌在尿路的停留时间，促进细菌和毒素排出。

3.观察尿量、尿色的变化。

4.注意外阴部的清洁护理。

5.遵医嘱按时服药，注意药物副作用，如口服抗生素可出现恶心、呕吐、食欲缺乏等症状。饭后服药，如服用磺胺时多饮水，防止尿中出现结晶等。

6.由于本病容易复发，要定期复查，防止复发与再感染。

五、如何预防泌尿道感染

1.鼓励患儿多饮水，养成多饮水的习惯，充足的尿液有冲刷细菌的作用。

2.保证正常排尿，鼓励孩子排空膀胱，不要憋尿，有尿意时要及时将尿液排出，尿液在膀胱内长时间停留可造成细菌滋生。

3.做好儿童会阴部的清洁卫生，单独使用洁具，保持皮肤清洁。婴幼儿平时要注意及时更换纸尿裤，幼儿不穿开裆裤，便后最好及时清洗臀部，学龄期要勤换内裤，避免穿紧身衣裤。女婴要注意清洁外阴，清洗外阴时从前向后擦洗，轻轻擦拭晾干，再穿纸尿裤。男婴清洗时，应注意睾丸皮肤皱褶处及大腿根部的清洗，包皮也需完全翻起后清理内侧和冠状沟处的分泌物，但注意不要太过于用力，以免造成损伤。

4.家长尽量避免给孩子穿开裆裤，穿着开裆裤又不穿尿不湿坐在地上玩耍，也很容易造成孩子泌尿道感染的发生。

5.发现异常及时到医院儿科就诊，医师会根据患儿情况进行尿液检查，患儿的泌尿道感染若未经有效治疗，可能导致永久性的肾脏损害或严重的并发症。

6.勤洗手，养成良好的卫生习惯，做好预防是关键。

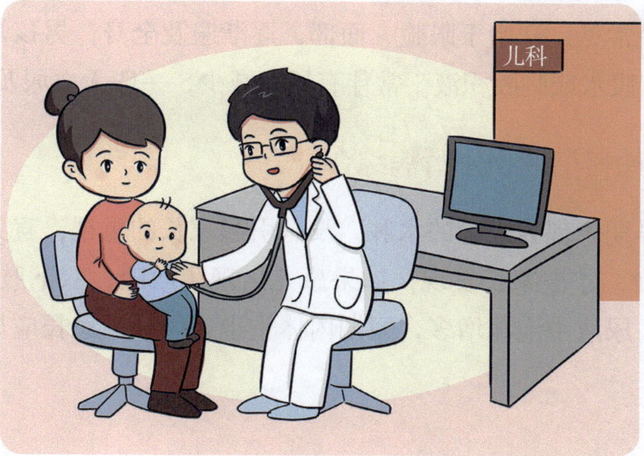

定期随访

第七节 肾病综合征

案例导入

小明，是一个活泼可爱的小男孩，今年5岁，他的妈妈述说孩子前几天受凉感冒了，治疗两天后发现孩子的眼皮肿了起来，以为孩子睡前水喝多了，就没太在意，但是接下来的好几天，孩子的眼皮一直肿着，没有好转，随后两个小腿也肿了起来，一按一个坑，排尿量也比之前少了许多。小明的妈妈很疑惑，这是怎么回事呢？

一、什么是肾病综合征？为何我的孩子会得肾病综合征

肾病综合征又简称肾病，是一组由多种原因引起的肾小球基底膜通透性增加，导致血浆内大量蛋白质从尿中丢失的临床综合征。儿童肾病综合征根据病因分为原发性、继发性及先天性，其中90%为原发性，发病年龄多见于学龄前儿童，3～5岁为发病高峰，男孩多于女孩。肾病综合征的病因目前尚不完全明确，遗传、免疫、感染、药物及环境等诸多因素都有可能与肾病综合征发病有关。

二、肾病综合征有哪些特点

大量蛋白尿、高脂血症、明显水肿、低白蛋白血症是肾病综合征的四大临床特点。水肿最常见，开始于眼睑、面部，逐渐遍及全身，男孩常有阴囊显著水肿，严重者可有腹水或胸腔积液。常伴有尿量减少，一般无血尿及高血压。

三、家长如何早期识别肾病综合征

很多患儿早期表现为眼睑的水肿，没有引起家长的重视，直到出现全身的水肿及尿量的减少，才被家长发现，如果患儿出现了眼睑、双下肢、阴囊的水肿，伴有尿量减少、尿液中泡沫增多，短期内体重迅速增长，家长应尽快带孩子到医院就诊。

四、家有肾病综合征的小孩该如何护理

1.休息与活动 肾病综合征患儿一般不需要限制活动，严重水肿和高血压需卧床休息，以减轻心脏和肾脏负担，但卧床期间要经常变换体位，以防发生血管栓塞，病情缓解后可逐渐增加活动量，但需避免过度劳累，以免病情加重，学龄期儿童肾病活动期应休学。

2.饮食指导

（1）水和盐一般不必限制，但水肿时，应限制钠的摄入1～2克/天；显著水肿时，钠的摄入为1克/天；水肿好转后应逐渐增加钠的摄入量；水肿消退或血浆蛋白正常后，可恢复普通饮食，保证营养均衡，荤素搭配，避免偏食挑食，食盐摄入量每天3～5克。

（2）以优质蛋白为宜，少量脂肪、足量碳水化合物及高维生素饮食为主，推荐乳类、蛋类、鱼类、家禽类等易消化的优质蛋白食物，尽量少吃肥肉、油炸食品、汉堡、奶油、动物内脏、腌制品等。

（3）糖类占40%～60%，热量依患儿年龄不同而不同，其中糖类一般为多糖和纤维。可增加富含可溶性纤维的饮食，如燕麦、豆类；脂肪以植物脂肪为主，植物油约占50%；大量蛋白尿期间，蛋白质量不宜过多，以免加重肾小球负担，以每天每千克体重1.5～2.0克为宜，尿蛋白消失后长期使用糖皮质激素期间应多补充蛋白质。

（4）长期使用激素的患儿会引起食欲增加，在保证营养的同时应控制患儿的饮食量，少食多餐，两餐之间可以食用水果。

3.饮食误区

（1）低盐并不是无盐，无盐饮食容易导致低钠血症。

（2）腌制食品、腊肉、苏打饼干、罐头等也是含有钠盐较多的食物，尽量少吃。

（3）味精、酱油、鸡精等调味品也含有大量的钠盐，应尽量少吃。

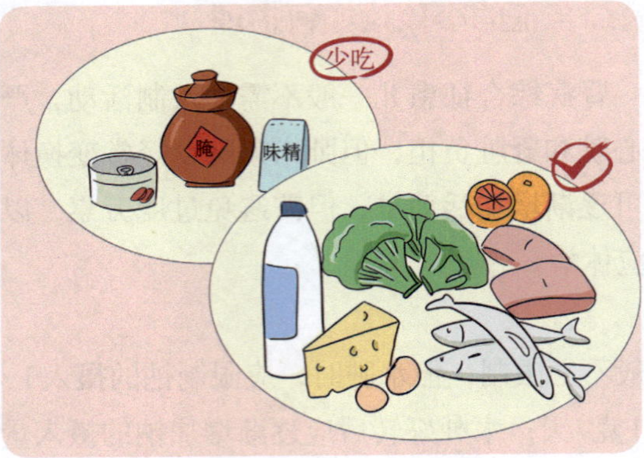

食材选择

4.预防感染 感染是儿童肾病综合征最常见的并发症和复发的常见因素，最常见的感染为呼吸道、皮肤、泌尿道感染和原发性腹膜炎等，其中呼吸道感染最为常见。因此帮助患儿养成良好的生活习惯，预防感染非常重要。

（1）勤洗手，饭后漱口，每日清洗会阴，勤换内衣裤、勤剪指甲等，避免到人多的公共场所。

（2）加强水肿皮肤的护理，保持皮肤清洁、干燥，保持床单清洁、整齐，经常翻身，臀部和四肢受压部位用棉圈或气垫床，水肿的阴囊可用棉垫或吊带托起；皮肤破溃处可用碘伏擦拭，预防感染。

（3）做好会阴部清洁工作，每天用3%硼酸坐浴1～2次，预防泌尿道感染。

（4）注意天气变化，及时增减衣物，避免受凉感冒引起病情反复。

（5）注意家庭居室的清洁卫生，每日开窗通风。

（6）流感高发季节避免去人员聚集的场所，避免接触感染人群，并及时采取佩戴口罩等防护措施，预防感染的发生。

5.用药指导 肾病综合征患儿用药时间长，需规范治疗，遵医嘱按时按量用药。

（1）糖皮质激素：常用的有泼尼松、甲泼尼龙。严格按医嘱服药，不能擅自加减或停药，坚持按计划用药，按时按量服用，避免漏服错服，停药前遵医嘱逐渐减量，不能私自减量或骤然停药，以免复发或出现肾上腺皮质功能低下症状。服用激素后会出现食欲亢进，易发肥胖，家长应适当控制孩子饮食，合理安排户外运动，控制体重增长。用药期间遵医嘱补充钙剂，以免发生骨质疏松或手足搐搦症。若患儿出现腹部不适，腹痛、腹泻及恶心、呕吐时，无法口服药物，应及时到医院就诊，将口服激素改为静脉滴入。

（2）利尿剂：如氢氯噻嗪、螺内酯、呋塞米等。使用利尿剂期间，患儿尿量增加，注意观察患儿尿量、入水量及水肿消退情况。定期查血钾、血钠，尿量过多时应及时与医师联系，因大量利尿可出现低血容量性休克或静脉血栓形成的风险。

（3）免疫抑制剂：如环磷酰胺、环孢素A、美罗华等。口服环孢素A药物时，应严格按照医嘱时间给药，餐前1小时或餐后2小时服用，保证服药效果；用环磷酰胺治疗时注意观察药物副作用，鼓励患儿多饮水，观察尿色尿量变化，防止出血性膀胱炎等发生，用药期间多饮水，定期复查血常规。

（4）肾病综合征患儿在治疗和随访过程中，容易出现感染、血液高凝、急性肾衰竭等，家长需要密切观察，如有不适，及时就医。

（5）心理指导：关心爱护儿童，多给予其心理支持，使其保持良好的情绪，恢复期可组织一些轻松的娱乐活动，适当安排学习，以增强信心，积极配合治疗。活动时注意安全，避免奔跑、打闹，以防摔伤、骨折。同时保持良好的家庭氛围，父母的乐观态度能增强患儿治愈疾病的信心。

第八节　急性肾小球肾炎

案例导入

我的孩子今年10岁，上小学四年级，一周前感冒了，起初只是嗓子疼，但最近两天早上起床发现两只眼睛肿了起来，双下肢也开始出现肿胀，并且小便次数开始减少，昨天甚至发现尿液颜色异常发红，我的孩子到底怎么了？

一、什么是急性肾小球肾炎

急性肾小球肾炎是一组病因不明，临床表现为急性起病，多有前驱感染，以血尿、水肿、高血压伴不同程度蛋白尿或肾功能不全的肾小球疾病，以5～14岁儿童多见。

二、引起疾病的原因及好发因素是什么

最常见的病因β溶血性链球菌A组/2型感染，常发生于扁桃体炎和上呼吸道

感染，如葡萄球菌感染、病毒感染等也会引起小儿急性肾小球肾炎。当免疫功能低下，反复发生扁桃体炎或呼吸系统感染、皮肤感染的青少年儿童多发。

三、急性肾小球肾炎有哪些症状

1.水肿 水肿通常是最早的体征，通常首先出现在眼睑，然后扩散到颜面、四肢和躯干，严重时可出现腹水和胸腔积液。

2.血尿 几乎所有患儿都会出现血尿，表现为尿液颜色变深，肉眼可见血尿，或者在显微镜下发现红细胞。

3.蛋白尿 尿液中蛋白质含量增多，尿液变得浑浊，静置后可见明显的泡沫层。

4.高血压 约80%的患儿会出现不同程度的高血压，表现为头痛、头晕、恶心、呕吐等症状。一般在1～2周随尿量增多而恢复正常。

5.肾功能异常 随着病情的发展，可能出现肾功能下降，表现为尿量减少、尿素氮和肌酐水平升高。

6.全身症状 部分患儿可能出现发热、乏力、食欲缺乏、体重增加、上呼吸道感染后的喉咙痛、扁桃体肿大等症状。

四、急性肾小球肾炎能治好吗

急性肾小球肾炎预后良好。95%的病例能完全恢复，小于5%的病例可有持续尿异常，死亡病例在1%以下。

五、急性肾小球肾炎要注意哪些

1.休息 起病两周内要卧床休息，待水肿消退、血压降至正常后，可下床轻微活动。

2.饮食 对于水肿、高血压、少尿的患儿，要合理限制盐和水分的摄入，以每天每千克体重60毫克为宜；伴有氮质血症的患儿，要适当限制蛋白质，以优质蛋白为宜，比如瘦肉、牛肉、鸡蛋、鱼肉等。待无水肿、血尿、高血压，且尿常规、肾功能等检查恢复正常，急性肾小球肾炎治愈时，即可恢复正常饮食。

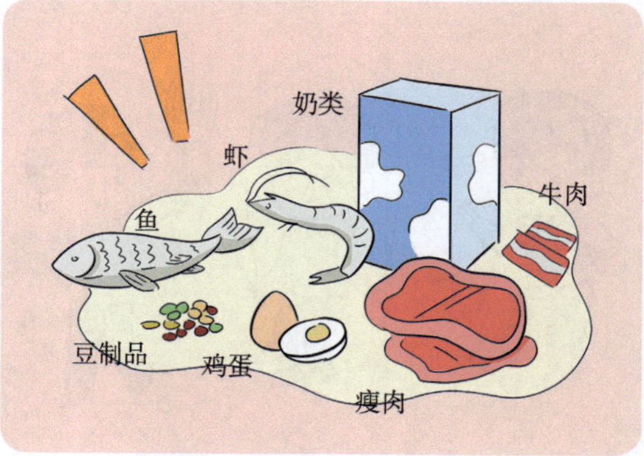

富含优质蛋白的食物

3.遵医嘱按时按量用药　不能擅自停药，家长要警惕患儿藏匿或丢弃药物，服用利尿剂期间，观察患儿尿色、尿量、体重等情况；服用降压药期间，监测血压，避免患儿突然直立，防止直立性低血压。

4.家长要关注患儿心理活动　急性肾小球肾炎是一种自限性疾病，多数能治愈，要注意急性期让患儿休息，限制活动、饮食，到医院进行正规治疗。

六、患了急性肾小球肾炎能正常上学吗

病情初期应卧床休息、住院治疗，不适合上学，待病情好转、尿液检查基本正常，即可开始半日上学，逐步到参加全日学习，同时需注意学习时不能太劳累，要避免体育运动和重体力劳动；尿检完全正常后方可逐渐恢复体力劳动。

七、如何预防急性肾小球肾炎

预防感染是关键，家长应确保孩子养成良好的个人卫生习惯，如勤洗手、勤换洗衣物，避免接触感染者，及时治疗咽喉炎、扁桃体炎等上呼吸道感染。

八、患儿出院后要注意些什么

1.注意休息，适当活动，加强锻炼，增强体质，避免到人群聚集的地方去，减少呼吸道和皮肤感染。

2.家长及患儿要学会观察尿液的颜色、性状和量，学会血压的监测，要学会进行自我评估，记录血尿、水肿、高血压等出现的时间及伴随症状，如有加重立即到医院就诊。

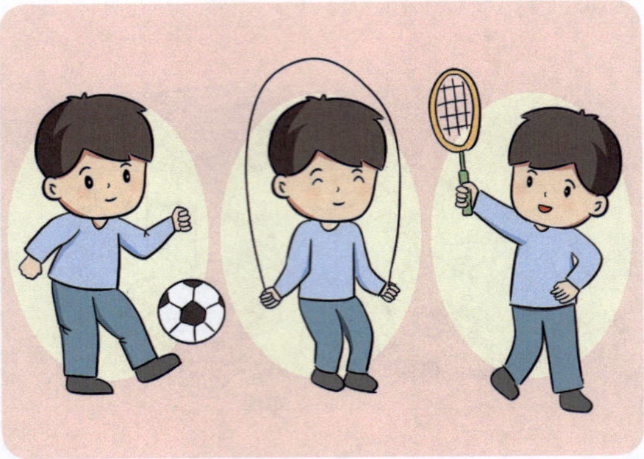

加强锻炼，增强体质

第6章

造血系统疾病

第一节 血 友 病

案 例 导 入

小新在刚学走路时，家人并未太在意他身上的淤青，以为只是小孩子磕碰后的正常现象。然而，随着时间的推移，小新身上的淤青长时间不消，且总是蜷着腿不愿意下地走路，还哭闹得特别厉害。家人这才意识到问题的严重性，赶紧带他去医院进行检查。经过一系列检查，小新被确诊为血友病。

一、什么是血友病

血友病是遗传性凝血功能障碍的出血性疾病。一般分为血友病A和血友病B两种，其中以血友病A最为常见。主要是由于血浆凝血因子Ⅷ和凝血因子Ⅸ基因突变。

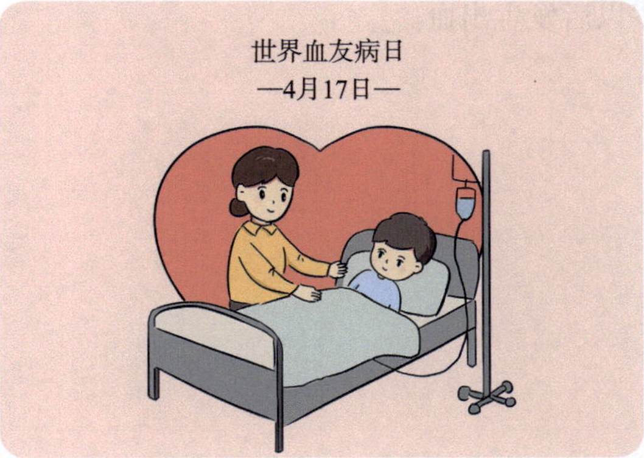

世界血友病日

二、血友病是怎么遗传的呢

血友病A和血友病B为X-连锁隐性遗传。由女性传递，男性发病，女性患者罕见。

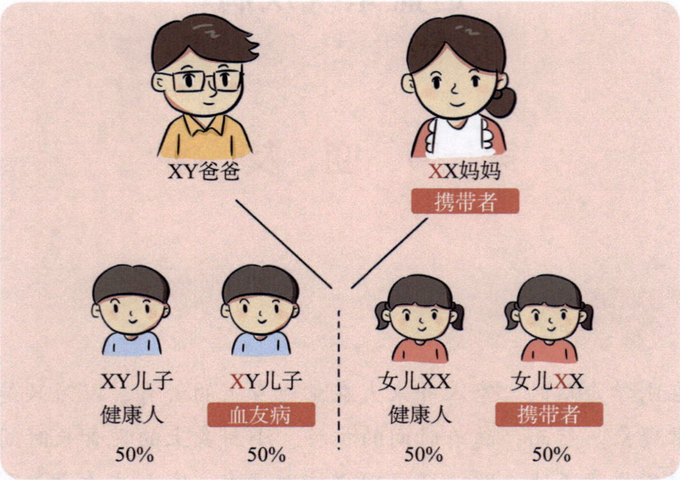

血友病遗传方式

三、血友病的临床特点

血友病A和血友病B共同的特点：是导致体内凝血因子缺乏、身体凝血功能异常，轻微损伤后发生出血不止，可发生在全身任何部位，或出现自发性出血，主要以关节、肌肉多见。

幼儿常见于头部碰撞后出血和血肿。多数在1～2岁开始爬行、走路后发病，少数患儿可迟至5岁以后发生出血。

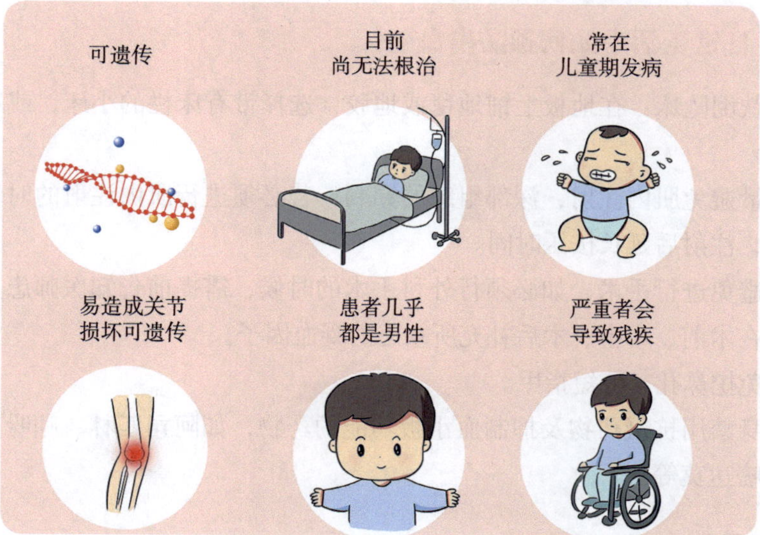

血友病的主要特征

四、血友病急性出血怎么处理

采用RICE原则，休息（rest）、冷敷（ice）、压迫（compression）和抬高患肢（el-evation）。对表面创伤、鼻或口腔出血可局部压迫止血。早期关节出血用夹板固定肢体，减少活动，局部冷敷，并用弹性绷带缠扎，把受伤关节稍微抬高。关节出血停止、肿痛消失时，可到医院儿童康复科做适当理疗，以防止关节畸形。

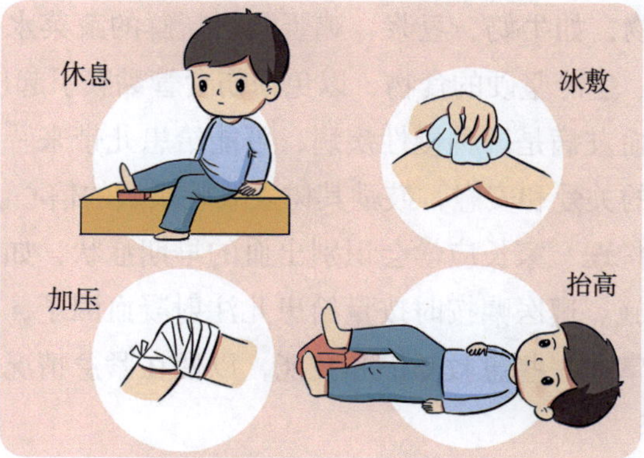

血友病急性出血RICE处理

五、日常生活中如何预防出血

1.防跌倒坠床：在地板上铺地毯或地胶，选择带有床栏的小床，或床边堆放被子等。

2.尽量避免肌内注射，深部组织的穿刺，若必须进行肌内注射的时候，应使用小针头，注射后延长按压时间。

3.应避免进行手术，如必须行外科手术的时候，需提前告知医师患儿患有血友病，要在术前、术中、术后补充所缺乏的凝血因子。

4.避免挖鼻孔，剪短指甲。

5.终身禁用抗凝药物及抑制血小板功能的药物，如阿司匹林、吲哚美辛、保泰松、双嘧达莫等。

六、血友病可以治愈吗

迄今为止，血友病仍是不可治愈的遗传性疾病，凝血因子替代治疗是血友病目前最有效的治疗和预防措施。通过及时或预防性补充凝血因子、防治出血并发症和综合关怀护理，可使患儿获得较好的生存期和生活质量。

七、儿童血友病的护理

1.避免剧烈运动 可适当参加运动，选择游泳、骑自行车、走路等相对舒缓的运动方式，避免外伤和过度劳累，以减少出血的风险。

2.饮食管理 饮食应均衡、营养丰富，选择高蛋白质、富含维生素K和维生素C、含钙高的食物，如牛奶、豆浆、鸡蛋羹、新鲜的蔬菜水果等。避免暴饮暴食和食用辛辣刺激、生冷坚硬的食物，以免损伤食管黏膜引起出血。

3.精神安慰 血友病是一种慢性疾病，可能给患儿带来一定的心理负担。家长应给予患儿足够的关爱和安慰，鼓励其树立战胜疾病的信心。

4.出血预防和护理 家长应学会识别出血的早期症状，如皮肤瘀斑、关节疼痛等，及时采取措施。遵医嘱按时按量给患儿注射凝血因子，注意观察患儿的反应。同时，了解并掌握一些急救知识和技能，以便在紧急情况下能够迅速采取有效措施。

5.定期随访和复查 血友病患儿需要定期到医院进行随访和复查，以监测病情变化和治疗效果。家长应积极配合医师的工作，按时带患儿进行各项检查和治疗。

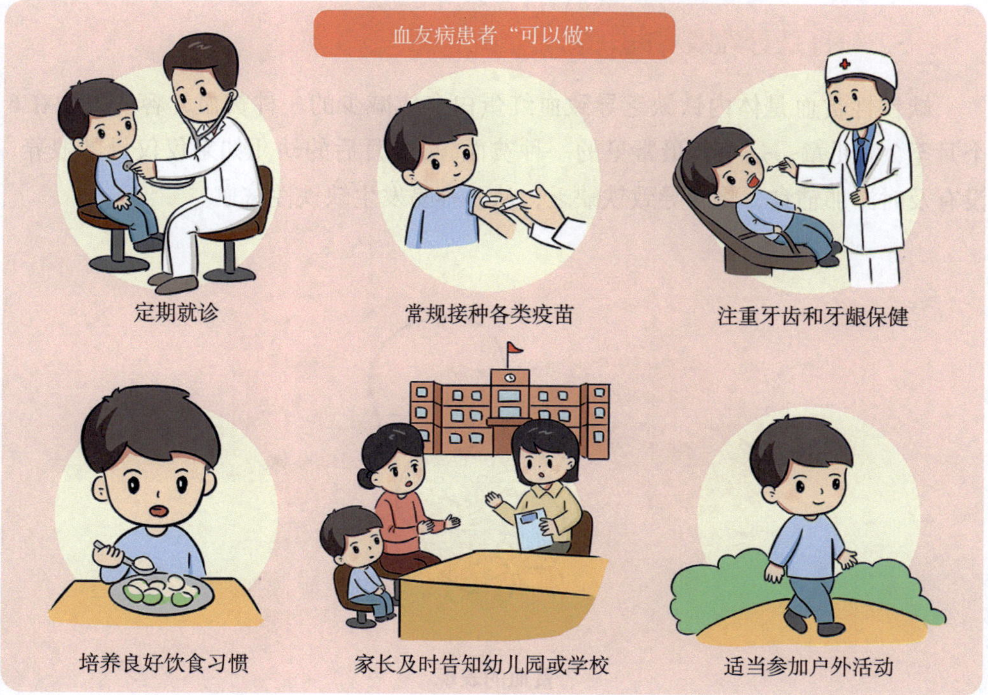

血友病患儿的“好习惯”

八、妊娠后如何进行遗传诊断

由于血友病是遗传性疾病，筛查基因携带者尤其重要。基因携带者孕妇应到医院进行产前检查，通过胎儿DNA检测致病基因，控制患儿及携带者的出生，降低人群发病率，做到优生优育。

第二节　贫　血

案例导入

宝宝现在已经10个月了，妈妈发现宝宝从1个月前面色开始渐渐变苍白，也不爱动，体温是正常的，一直都是纯母乳喂养，所以也没有引起重视。最近发现宝宝面色比之前更加苍白了，于是妈妈便带着宝宝到医院去看一下究竟是怎么回事，经过检查医师初步诊断为缺铁性贫血。

一、一直是母乳喂养的，怎么会贫血呢

缺铁性贫血是体内铁缺乏导致血红蛋白合成减少的一种贫血，容易发生在6个月至2岁儿童，是小儿最常见的一种贫血。6个月后的幼儿如果仅仅母乳喂养，没有及时添加辅食，将会导致铁缺乏，从而容易发生缺铁性贫血。

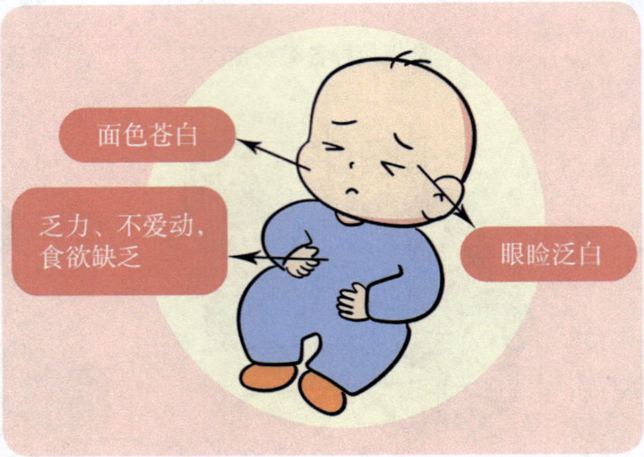

贫血的表现

二、什么原因导致的贫血

食物铁补充不足是缺铁性贫血的主要原因。婴儿期生长发育迅速，对食物中的铁需求增加，如果婴儿单纯母乳喂养，未及时添加辅食，母乳或牛奶的铁含量均低，从母体出生后储存的铁会逐渐减少，所以6个月到2岁的小儿缺铁性贫血发生率高。

三、贫血怎么治疗？需要输血吗

口服铁剂是治疗缺铁性贫血的特效药。服药时应注意以下事项：

1.在两餐之间服用，既可减少胃肠副作用如恶心呕吐等，又有利于铁的吸收。

2.可同时服用维生素C促进铁的吸收。

3.避免与牛奶、茶、咖啡同服，这些饮品会影响铁的吸收。

4.口服的补铁药物可使牙齿和舌染黑，为避免这种情况可用吸管吸药，服药后进行漱口。

5.补铁药物口服期间，患儿大便颜色会变黑色，不过不用担心，停药后大便颜色会恢复正常。

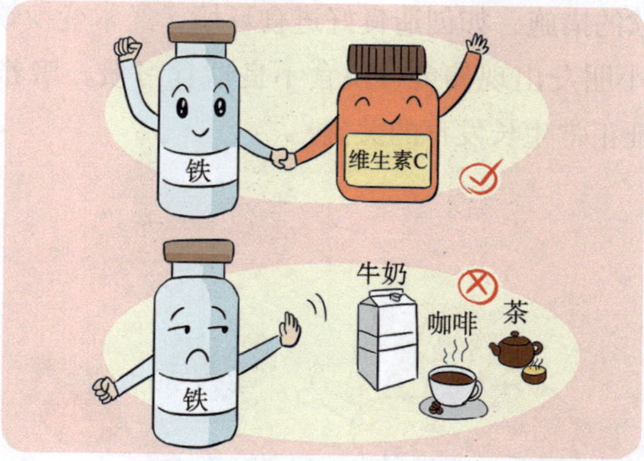

口服铁剂治疗缺铁性贫血

缺铁性贫血一般不需要输血。如果贫血很严重，或急需外科手术等情况下，医师会根据患儿病情进行适量输血治疗。

四、日常生活中吃什么可以补铁

1.动物肝脏和动物血不仅含铁量高，而且吸收率好，所以是人体补铁的首选。

食物	铁含量 mg/100g	食物	铁含量 mg/100g
猪肝	22.6	鸭肝	23.1
猪血	8.7	鸭血（白鸭）	30.5
猪肉（瘦）	3.0		
鸡肝	12.0	羊肝	7.5
鸡血	25.0		
鸡肉	1.4		
		鹅肝	7.8

常见动物性食物的铁含量

2.新鲜水果和绿叶蔬菜可提供丰富的维生素C和叶酸，可促进铁的吸收及红细胞的合成。

3.茶、咖啡、菠菜含有较高的多酚、钙盐和乳制品，可明显抑制铁的吸收。因此，补铁时，前后3小时内不建议喝牛奶。

4.采取增加食欲的措施，如创造良好进食环境，经常变换饮食品种，注意色、香、味调配，避免小朋友出现偏食、挑食不良饮食习惯。培养良好的饮食习惯，这是防止贫血及保证正常生长发育的关键。

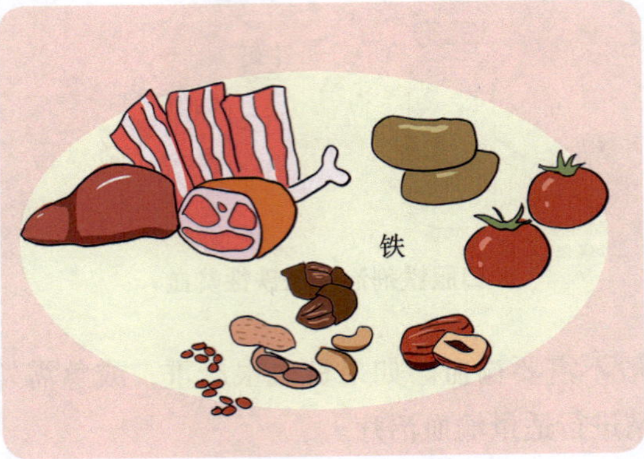

含铁丰富的食物

五、什么时候开始添加辅食预防贫血

1.孕妈妈加强妊娠晚期营养，摄入富含铁的食物，可以采取口服铁剂，每周一次，直至哺乳期止。

2.世界卫生组织建议母乳喂养至少6个月。没有母乳喂养或母乳不足的婴儿应喂食标准铁剂强化配方奶，在1岁前不建议用鲜牛奶喂养。

3.婴儿6个月后应逐渐减少每日奶量摄入，按时添加含铁丰富的辅食或补充铁强化食品如铁强化米粉。从富铁泥糊状食物开始，每次只添加一种新食物，由少到多、由稀到稠、由细到粗，循序渐进。

4.满6个月后逐渐添加辅食，以保证充足的能量及营养素的摄入。

5.如婴儿发生面色苍白、体重不增、常有烦躁不安等表现，应尽早到医院查找原因，及时治疗。

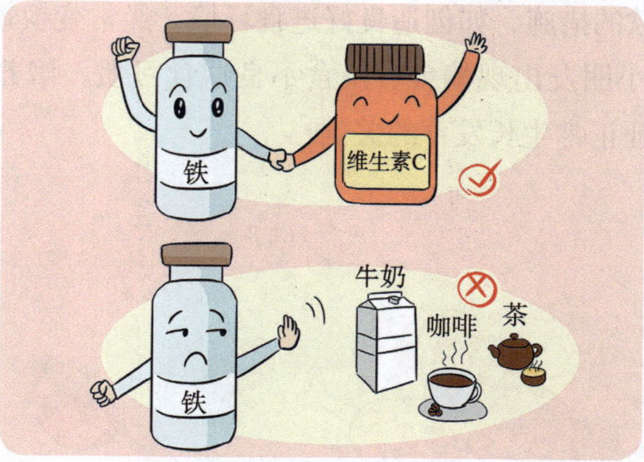

口服铁剂治疗缺铁性贫血

缺铁性贫血一般不需要输血。如果贫血很严重，或急需外科手术等情况下，医师会根据患儿病情进行适量输血治疗。

四、日常生活中吃什么可以补铁

1.动物肝脏和动物血不仅含铁量高，而且吸收率好，所以是人体补铁的首选。

	食物	铁含量 mg/100g		食物	铁含量 mg/100g
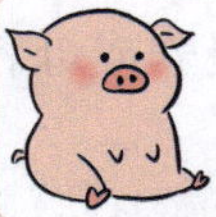	猪肝 猪血 猪肉（瘦）	22.6 8.7 3.0	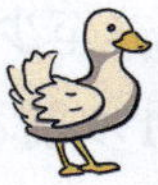	鸭肝 鸭血（白鸭）	23.1 30.5
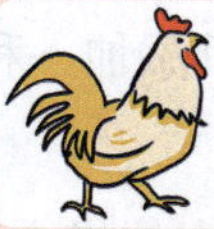	鸡肝 鸡血 鸡肉	12.0 25.0 1.4	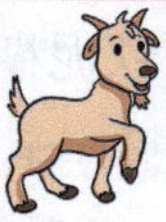	羊肝	7.5
			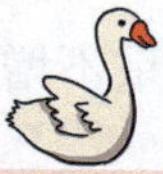	鹅肝	7.8

常见动物性食物的铁含量

2.新鲜水果和绿叶蔬菜可提供丰富的维生素C和叶酸，可促进铁的吸收及红细胞的合成。

3.茶、咖啡、菠菜含有较高的多酚、钙盐和乳制品，可明显抑制铁的吸收。因此，补铁时，前后3小时内不建议喝牛奶。

4.采取增加食欲的措施，如创造良好进食环境，经常变换饮食品种，注意色、香、味调配，避免小朋友出现偏食、挑食不良饮食习惯。培养良好的饮食习惯，这是防止贫血及保证正常生长发育的关键。

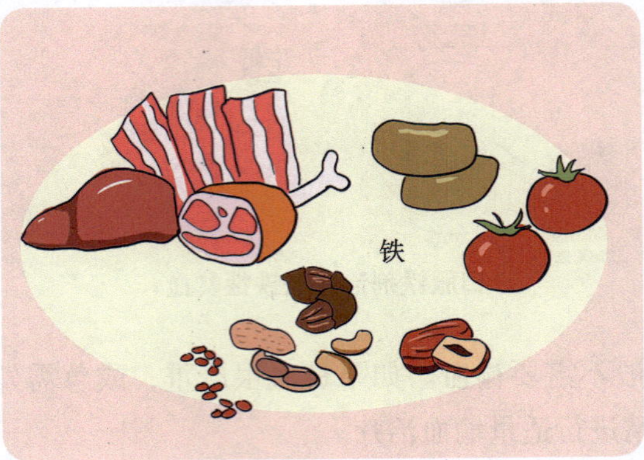

含铁丰富的食物

五、什么时候开始添加辅食预防贫血

1.孕妈妈加强妊娠晚期营养，摄入富含铁的食物，可以采取口服铁剂，每周一次，直至哺乳期止。

2.世界卫生组织建议母乳喂养至少6个月。没有母乳喂养或母乳不足的婴儿应喂食标准铁剂强化配方奶，在1岁前不建议用鲜牛奶喂养。

3.婴儿6个月后应逐渐减少每日奶量摄入，按时添加含铁丰富的辅食或补充铁强化食品如铁强化米粉。从富铁泥糊状食物开始，每次只添加一种新食物，由少到多、由稀到稠、由细到粗，循序渐进。

4.满6个月后逐渐添加辅食，以保证充足的能量及营养素的摄入。

5.如婴儿发生面色苍白、体重不增、常有烦躁不安等表现，应尽早到医院查找原因，及时治疗。

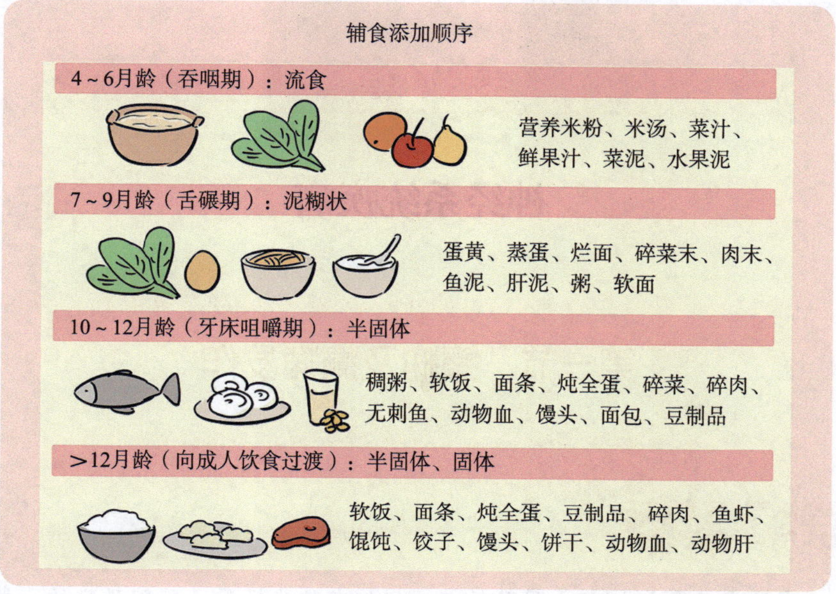
辅食添加顺序
4~6月龄（吞咽期）：流食
营养米粉、米汤、菜汁、鲜果汁、菜泥、水果泥
7~9月龄（舌碾期）：泥糊状
蛋黄、蒸蛋、烂面、碎菜末、肉末、鱼泥、肝泥、粥、软面
10~12月龄（牙床咀嚼期）：半固体
稠粥、软饭、面条、炖全蛋、碎菜、碎肉、无刺鱼、动物血、馒头、面包、豆制品
>12月龄（向成人饮食过渡）：半固体、固体
软饭、面条、炖全蛋、豆制品、碎肉、鱼虾、馄饨、饺子、馒头、饼干、动物血、动物肝

辅食添加顺序

第7章

神经系统疾病

第一节　癫痫及癫痫发作

案 例 导 入

4岁的小荣和奶奶在公园里玩耍，奶奶在跳广场舞，蹦蹦跳跳的小荣突然跌倒在地，牙关紧咬、双眼凝视、口唇发绀、四肢抽搐，吓得奶奶急喊："小荣，你怎么啦？"孩子没有反应，周围的人见状立即拨打120急救电话，小荣被送往就近医院，立即住院治疗。经医院诊断小荣得了儿童癫痫。我的孩子为什么会得"癫痫"呢？明明我和孩子父亲都没有相关疾病，我能为我的孩子做些什么呢？

一、孩子为什么会发生癫痫

孩子发生癫痫的原因复杂多样，由先天及后天获得性因素所致。先天因素包括遗传基因变异、先天大脑皮质发育不良、遗传代谢性疾病、神经变性病和染色体病。后天因素包括脑结构异常（如围生期脑损伤、脑炎后遗症、颅内出血后遗症、颅脑外伤后遗症、颅内肿瘤等），特殊感染和免疫因素。需注意，并非所有的癫痫患儿都能找到明确的病因，部分为原因不明的癫痫。如果孩子患有癫痫，最好咨询专业儿科医师进行全面评估和诊断，以确定引起孩子癫痫的具体原因。

二、癫痫可以治疗吗？有最好的药物吗

癫痫是一种慢性疾病，最常采用药物治疗，疗程需2～3年或3～5年。国内常用抗癫痫药物，选择时考虑以下因素，癫痫发作类型、癫痫综合征、是否合并基础疾病、是否有其他联合用药、年龄及性别、认知精神状况及药物的价格、

购买是否方便等因素，最后由医师和家长共同决定。

三、怎么判断孩子发生了癫痫

可根据发作表现和脑电图检查结果进行分类，类型如下：

1. 全面性发作　主要表现为肢体的抽搐、双眼上翻、牙关紧闭，往往有意识障碍，时有大小便异常，3～5分钟停止抽搐。

2. 失神发作　患儿表现呆滞、愣住，短暂的意识模糊，偶表现为咂嘴、摸索等动作，几分钟后可缓解。

3. 部分性发作　主要表现为单侧肢体的局部抽搐或感觉异常。

4. 精神行为异常　最长时间可以持续几年。

5. 点头样发作　多见于婴儿，发作形式为手足肌肉抽动，头向前屈。

6. 肌痉挛发作　肢体或全身的短暂快速抽搐。

7. 张力发作　因为肢体或全身突然肌张力减低而导致的点头、跌倒或者肢体下垂，持续的时间较短，数秒至1分钟抽搐缓解。

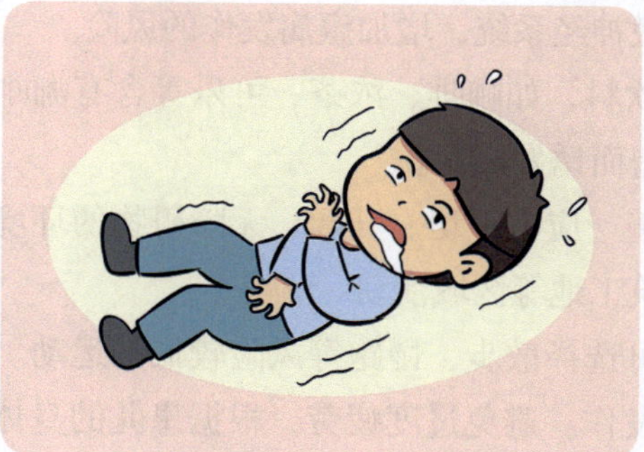

癫痫发作的表现

四、孩子癫痫发作时该如何处理

1. 躺　立即扶发病者侧卧，防止其摔伤，也有助于排出口中分泌物，避免阻塞呼吸道。

2. 松　松解发病者的衣领，保持呼吸道通畅，让其尽可能舒适。

3. 移　移除患者周围危险物品及其身上佩戴的尖锐物品，如钥匙、眼镜、手表等。

4. 四不要　不要按压发病者，用力按压容易造成骨折或软组织损伤。不要往发病者嘴里塞任何东西，比起舌咬伤，窒息的后果更让人可怕（切忌不要在发病者嘴里塞毛巾、硬物或易碎物品，该举动易导致发病者呼吸不畅，舌及牙齿损伤，或导致发病者窒息）。不要给发病者喂水或喂药。不要采取掐人中、掐虎口、放血等措施去试图终止发作。

5.留 家长留下来陪在发病者身边直到其完全清醒。

6.记 记录发病者的发病时间、发病时长。

7.送 癫痫发作一般在1～2分钟后就会自行停止，当癫痫发作时间超过5分钟或30分钟内连续发作2次者、连续2次发作且中途没有清醒者、首次发病者、突然发作时导致外伤者，出现以上情况时，应立即拨打急救电话，及时送医。

五、日常生活中家长需要注意什么

1.均衡营养

（1）保证各类营养素摄入：应确保患儿摄入足够的碳水化合物、蛋白质、脂肪、维生素和矿物质。谷物、肉类、蛋类、奶类、新鲜蔬菜和水果等都应适当搭配在饮食中。合理安排三餐，定时定量进餐，避免暴饮暴食或过度饥饿。

（2）避免刺激性食物：忌辛辣食物，如辣椒、花椒等辛辣调料应尽量避免，因为这些食物可能刺激神经系统，增加癫痫发作的风险。

（3）少喝刺激性饮料，如咖啡、浓茶、可乐等含有咖啡因或兴奋性物质的饮料，以免引起大脑兴奋而诱发癫痫。

2.安全的生活环境 应在平坦、开阔、无障碍物的环境中活动，避免在交通繁忙的道路附近、建筑工地等区域活动。

3.低风险运动 可选择散步、慢跑等风险较低的运动。这些运动强度相对较小，不容易引发癫痫发作。避免过度疲劳，根据患儿的身体状况和耐受程度，合理安排运动强度和时间。循序渐进，应从低强度开始，逐渐增加运动强度和时间，让身体有一个适应的过程。

4.避免高风险运动 如游泳（尤其是独自游泳）、攀岩、高空跳伞等具有一定危险性的运动应避免，因为在这些运动中癫痫一旦发作可能导致严重后果。

六、癫痫儿童居家用药的知识

1.按时服药 按照医嘱规定的时间准时服药，不可擅自更改服药时间，以确保药物在体内保持稳定的浓度。

2.按量服药 严格按照医师处方的剂量服药，不可自行增减药量。剂量不准确可能影响治疗效果或增加不良反应的风险。

3.不间断服药 癫痫治疗通常需长期服药，不能因为症状暂时缓解或担心药物副作用而自行停药。突然停药可能导致癫痫发作加重。

4.做好记录 家长可以记录患儿每次服药的时间和剂量，以便在复诊时向医师提供准确的用药信息。

七、出现哪些情况需要停药

密切观察患儿在服药过程中是否出现不良反应，如皮疹、嗜睡、头晕、恶心、呕吐等。如果出现严重不良反应，应立即停药并及时就医。定期带患儿进行身体检查，包括血常规、肝功能、肾功能等，以便及时发现药物对身体的不良影响。

八、药物储存

1.正确存放药物 将药物存放在干燥、阴凉、避光地方，避免高温、潮湿和阳光直射。按照药物说明书要求妥善保存，防止药物变质。

2.防止儿童误服 将药物放在儿童无法触及的地方，避免儿童误服造成危险。

九、癫痫儿童居家护理小贴士

1.规律作息 运动应在患儿身体状况良好、规律作息后进行，避免在睡眠不足、饥饿、身体不适等情况下运动。

2.携带急救信息 患儿在外出时可携带注明癫痫病史的卡片或手环，以便在紧急情况下他人能及时了解病情并提供帮助。

第二节 惊 厥

案例导入

某天，2岁半的东东高热、呕吐不止，妈妈抱着东东来到医院就诊。突然，东东两眼上翻并全身抽搐，口吐白沫，情况十分危急，随即候诊室传来大声呼喊："医师，快点，孩子抽搐了"，导诊护士及医师快速上前查看，医师初步判断东东是热性惊厥，立即将孩子头偏向一侧，抱起东东快步跑进急诊观察室，由于治疗及时东东病情得到有效控制，没有出现再次抽搐。东东妈妈说："刚才真是惊心动魄的几分钟，孩子喊也喊不醒，如果在家里抽搐了我们该怎么办呢？"

一、孩子为什么会发生惊厥

惊厥（convulsion）是神经元功能紊乱引起脑细胞突然异常放电所致的全身或局部肌肉不自主收缩，常伴有意识障碍。

二、什么是热性惊厥

热性惊厥（febrile seizure，FS）又称高热惊厥，是指3个月至5岁儿童，发热初期或体温快速上升期出现的惊厥，排除中枢神经系统感染和其他急性病，既往也无热惊厥发作史。热性惊厥分为单纯型和复杂型，多发生于6个月至5岁儿童，发病年龄高峰为18个月。热性惊厥多短暂且为自限性，发作超过10分钟应送急诊治疗。

三、如何判断孩子发生了惊厥

热性惊厥发作时，患儿发热可出现吐白沫、牙关紧闭、面色发绀，有时可伴有大小便失禁，发作时间可持续几秒至几分钟，惊厥发作时间过长，未及时抢救或反复发作可导致脑严重缺氧发生脑损伤，进而导致智力低下或发展为癫痫，严重者可导致中枢性呼吸衰竭而死亡，故积极抢救和正确护理尤为重要。

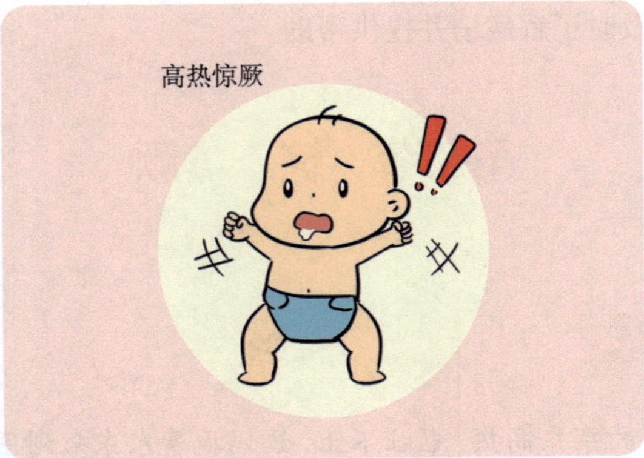

热性惊厥发作的表现

四、孩子惊厥发作该如何正确护理

1.保持镇定 防止误吸、窒息及受伤，惊厥发生时，家长不要惊慌失措，立即就地让患儿侧卧，头偏向一侧，用湿巾或毛巾清除口鼻分泌物，观察患儿口唇颜色，防止窒息。

2.让“惊厥”自行发作　高热惊厥多为短暂发作，持续1～3分钟，不必急于服用止惊药物，家长们要知道热性惊厥是无法通过强行按压摇晃身体、掐人中或心肺复苏缓解的。我们要做的是静静等待“惊厥发作”完毕，期间应尽量少搬动患儿，减少不必要刺激，保证患儿安全即可。

3.降温处理　口服退热药降温（2～6个月儿童推荐对乙酰氨基酚，6个月以上推荐对乙酰氨基酚或布洛芬，不推荐联合用药），或退热栓塞肛处理。

4.出现下面症状需及时就医

（1）有嗜睡等神经系统症状或呼吸困难等。

（2）首次发作年龄＜18月龄，尤其是已使用抗生素治疗者。

（3）热性惊厥感染原因不明或感染严重者。

（4）复杂型热性惊厥发生或惊厥持续状态（惊厥持续时间大于10分钟，或两次惊厥发作期间患儿意识不恢复），后续病情变化可能较为复杂，建议住院治疗。

第三节　病毒性脑炎

案例导入

6岁小朋友，因“发热、头痛5天，呕吐2天”急诊就诊。妈妈告诉医师，5天前小朋友无明显诱因出现发热，测量体温为39.7℃，有头痛，2天前呕吐，1小时前间断四肢抖动，四肢僵硬，双眼上翻，牙关紧闭，口吐白沫，呼叫没有反应，现在孩子入睡中，精神差，孩子这是怎么啦？会不会发生什么危险？作为家长我需要知道些什么呢？

一、孩子为什么会发生病毒性脑炎

病毒性脑炎（viral encephalitis）是指由多种病毒引起的颅内脑实质炎症，若病变主要累及脑膜，则称为病毒性脑膜炎，若病变主要累及大脑实质，则称为病毒性脑炎，由于解剖上两组织相邻，若脑膜和脑实质同时受累，此时称病毒性脑膜炎。该病80%为肠道病毒引起，其次为虫媒病毒、腺病毒、单纯疱疹病毒、腮腺炎病毒和其他病毒等。当病毒经肠道或呼吸道侵入淋巴系统繁殖，然后经血流感染颅外某些脏器，若病毒在定居脏器内进一步繁殖，可导致中枢神经症状。

二、怎么判断孩子发生了病毒性脑炎

1. 轻者表现 发热、头痛、恶心、呕吐、腹痛、腹泻、喉痛、全身无力。

2. 重者表现 神志不清、肢体抽搐、肢体活动障碍或瘫痪、失语、脑疝，甚至呼吸循环衰竭死亡。

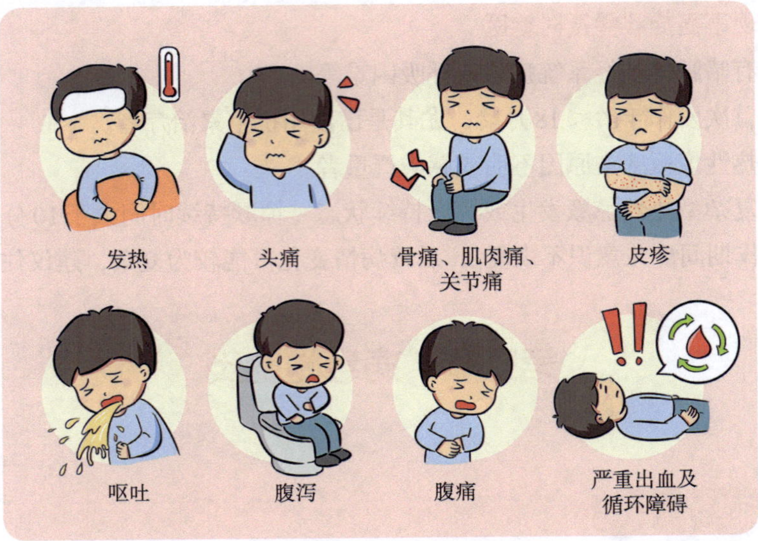

病毒性脑炎的临床表现

三、病毒性脑炎有哪些危害

1. 神经系统功能障碍 可出现意识障碍、运动障碍、感觉障碍等症状，甚至导致永久性的神经损伤。

2. 意识障碍 昏迷、昏睡、意识模糊等。意识障碍可能持续数小时、数天甚至数周。

3. 抽搐 病毒性脑炎会导致患者出现抽搐症状，如全身或局部抽搐。抽搐可能对患儿的神经系统造成损害，增加并发症的风险。

4. 行为异常 易激惹、情绪不稳定、认知障碍等。

5. 感染并发症 肺炎、败血症、脑膜炎等。

6. 永久性神经损伤 肢体瘫痪、言语障碍、视力障碍等。永久性神经损伤可对患儿的生活质量产生长期影响。

四、病毒性脑炎如何治疗

1.对症治疗 有发热、头痛等症状，给予解热镇痛药物，如布洛芬、对乙酰氨基酚等。惊厥发作时，可给予地西泮、苯巴比妥等止惊剂。对于意识障碍、抽搐等症状，必要时需要使用抗惊厥镇静药等。此外，针对脑水肿患儿，采用甘露醇等脱水剂以减轻脑水肿。

2.支持治疗 保持呼吸道通畅、预防并发症、维持水和电解质平衡等。

3.病因治疗 根据病情选用阿昔洛韦、干扰素、更昔洛韦。病毒性脑炎的抗病毒药物选择有限，部分药物如阿昔洛韦等对某些病毒性感染有一定疗效。

五、病毒性脑炎如何预防

1.作息规律，避免熬夜。

2.清淡饮食，多吃一些新鲜的蔬菜和水果。

3.多饮水，加强体育锻炼，提高抵抗力。

4.加强个人卫生。

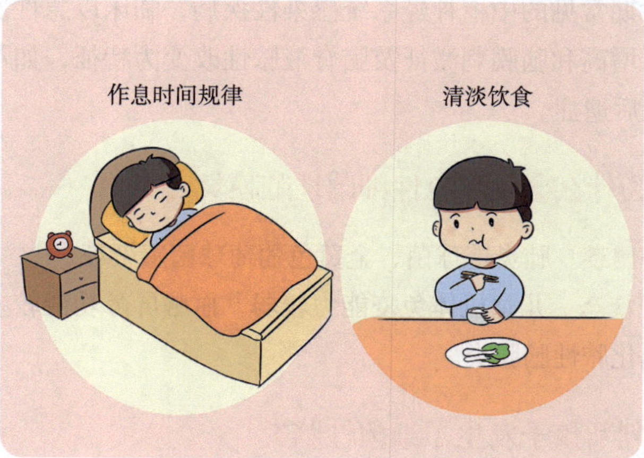

规律作息、清淡饮食

第四节 急性细菌性脑膜炎

案例导入

医师，快看看宝宝怎么啦，她才6个月，突然发现叫不醒了。宝宝3天前出现高热，测体温39.5℃，在家喂了2天感冒药，今天发现宝宝精神差、吃奶不好，烦躁、哭闹、呕吐，刚刚两眼上翻并全身抽搐、口吐白沫，宝宝患了什么病？作为家长我需要知道些什么呢？

一、什么是急性细菌性脑膜炎

急性细菌性脑膜炎（acute bacterial meningitis）也称化脓性脑膜炎（purulent meningitis，PM），是由各种化脓性细菌感染引起的急性脑膜炎症，本病是儿童，尤其是婴幼儿时期常见的中枢神经系统感染性疾病，临床以急性发热、惊厥、意识障碍、颅内压增高和脑膜刺激征及脑脊液脓性改变为特征，如不及时治疗可留有各种神经系统后遗症。

二、孩子为什么会发生急性细菌性脑膜炎

1.致病菌的侵袭 肺炎链球菌、金黄色葡萄球菌感染等。

2.机体免疫状态 儿童机体免疫能力较弱，血脑屏障功能较差，致病细菌容易侵犯机体引起化脓性脑膜炎。

三、怎么判断孩子发生了细菌性脑炎

患儿出现头痛、呕吐（喷射状呕吐）、烦躁、精神差、乏力、食欲缺乏等症状；小婴儿可表现为易激惹、哭闹不安、双目凝视等；病情继续发展可出现嗜睡、神志模糊，甚至抽搐、昏迷。如果治疗不及时，可能会出现呼吸不规则，呼吸衰竭而危及生命。

四、急性细菌性脑膜炎有哪些临床表现

1.发热　体温常高于38℃甚至出现39℃以上的高热，发热时，可伴随全身抖动战栗。

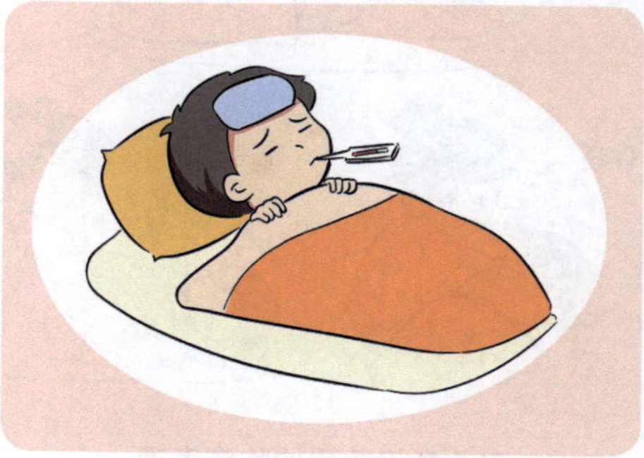

发热

2.头痛、呕吐　头痛常剧烈难忍，呕吐常呈喷射样。

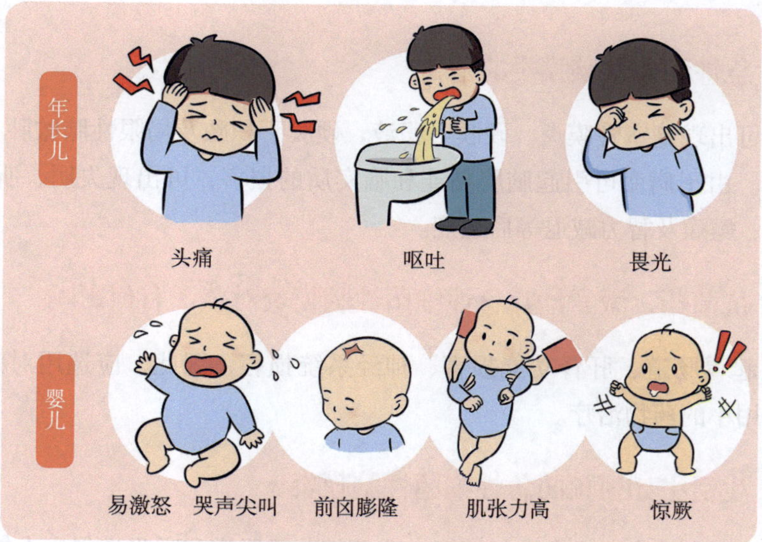

患儿头痛、呕吐、畏光的临床表现

3. 意识障碍 嗜睡、昏睡、昏迷。

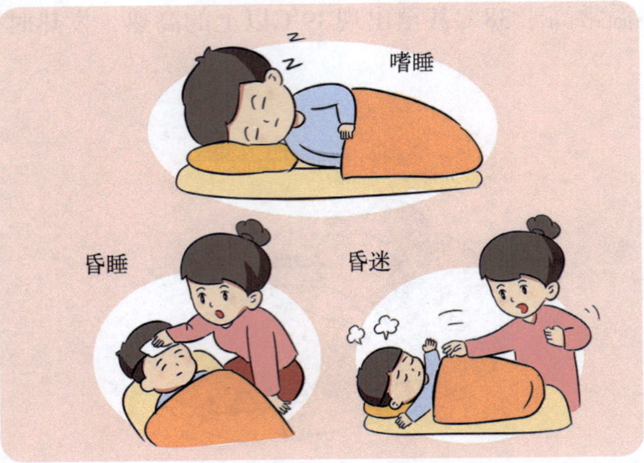

患儿意识障碍的临床表现

4. 颈项强直 脖子僵硬、疼痛，可能出现头后仰的强迫姿势。

5. 抽搐、肢体活动障碍 说话笨拙、表达不清，或不能说话、视物模糊等其他症状。

五、急性细菌性脑膜炎的危害

该病可出现脑室管膜炎、硬膜下积液、硬膜下积脓及局限性脑脓肿、脑积水等并发症。由于病变可引起脑膜粘连和脑实质的损害，可出现失明、听力障碍、肢体瘫痪、癫痫及智力减退等后遗症。

六、抗菌药、激素治疗急性细菌性脑膜炎对孩子有何影响

可引起胃肠道、肝肾功能损害、神经系统损害，因此，应选用对病原菌敏感、副作用小的药物治疗。

七、生活中如何预防急性细菌性脑膜炎

1. 注重日常饮食卫生和空气消毒，避免细菌经肠道和呼吸道侵入人体。

2. 加强口腔护理，如用淡盐水漱口，减少口腔感染疾病发生。

3. 按国家疫苗接种计划接种疫苗，可明显减少如肺炎链球菌、流感嗜血杆菌B型感染。

4. 锻炼身体，增强体质。

5. 积极治疗各种感染性疾病。

6. 减少到人群聚集的公共场所，外出必要时戴好口罩，可减少呼吸道感染性疾病的发生。

八、急性细菌性脑膜炎发作的护理

1. 物理降温 可降低体温，如使用温水擦拭腋窝、腹股沟、额头或者使用冰袋降温（用毛巾包裹，避免冻伤）。

2. 保持呼吸道通畅 对意识完全丧失（昏迷）者，可把头偏向一侧，防止呕吐导致窒息；对发生抽搐者，应专人看护，避免摔伤，及时清理口腔内的分泌物，防止误吸或者窒息，头偏向一侧，或者全身侧卧。

第五节 吉兰-巴雷综合征

案例导入

东东今年7岁，1周前有咳嗽、呕吐病史，今天突然出现进食呛咳，吞咽困难，双下肢出现不同程度的感觉异常和麻木感，行走无力，容易跌倒，就诊于儿童神经专科，诊断吉兰-巴雷综合征。家长很担心孩子的预后。作为家长我需要知道些什么呢？

一、什么是吉兰-巴雷综合征

吉兰-巴雷综合征（Guillain-Barre syndrome，GBS）又称急性感染性多发性神经根神经炎，是儿童最常见的急性周围神经病。主要临床特征为急性进行性对称性弛缓性肢体瘫痪，伴有周围感觉障碍，病程呈自限性，大多在数周内完全恢复，但严重者可引起呼吸肌麻痹而危及生命。

二、吉兰-巴雷综合征有哪些临床表现

1. 起病急，任何年龄任何季节均可发病，发病前常有呼吸道或消化道感染症状或疫苗接种史。

2. 四肢对称性迟缓性无力，可自远端向近端发展或相反，亦可远近端同时发

展。严重时可导致呼吸肌麻痹。

3.发病时肢体感觉异常，如烧灼、刺痛、麻木。

4.以双侧周围性面瘫多见，部分人多汗、皮肤潮红、手足肿胀，严重可有心动过速、直立性低血压。

三、吉兰-巴雷综合征如何治疗

1.抗感染 考虑有胃肠道空肠弯曲菌感染者可用大环内酯类抗生素治疗。

2.呼吸道管理 重症患者可累及呼吸肌致呼吸衰竭，应密切观察呼吸情况，及时就医。

3.营养支持 有吞咽困难和饮水呛咳，需给予鼻饲喂养，以保证每日足够的热量、维生素，防止电解质紊乱。

4.对症治疗及并发症的防治 尿潴留可加压按摩下腹部，无效时导尿。便秘可给予缓泻剂和润肠剂。抗生素预防和控制坠积性肺炎、尿路感染等。

5.免疫治疗 血浆置换、免疫球蛋白静脉注射等免疫治疗。

6.神经营养 维生素B_1、维生素B_{12}、维生素B_6等。

7.康复治疗 病情稳定后，尽早进行正规的神经功能康复锻炼，包括被动或主动运动、理疗、针灸及按摩等，以预防失用性肌萎缩和关节挛缩。

主要危害有呼吸衰竭、感染、低血压、严重者可引起心律失常。任何年龄均可患病，若不积极治疗，严重者可引起呼吸肌麻痹而危及生命。

四、吉兰-巴雷综合征预防与居家护理

1.加强锻炼，增强体质，防止感冒。

2.饮食保证足够的营养，以高蛋白、易消化食物为主，多食用蔬菜、水果等，多饮水，多休息。

3.疫苗接种、手术可诱发本病，需注意。

4.对于患儿应适当进行心理疏导。

5.提高警惕，有对称性肢体无力及麻木症状，尽早就医。

6.日常护理：鼓励患儿吹气球，锻炼肺活量，肢体被动活动训练，定期复查。

7.运动：每周至少参加1次户外活动或体育锻炼，增强机体的抵抗力。可以慢跑、游泳、踢球等，时间控制在1小时左右为宜。

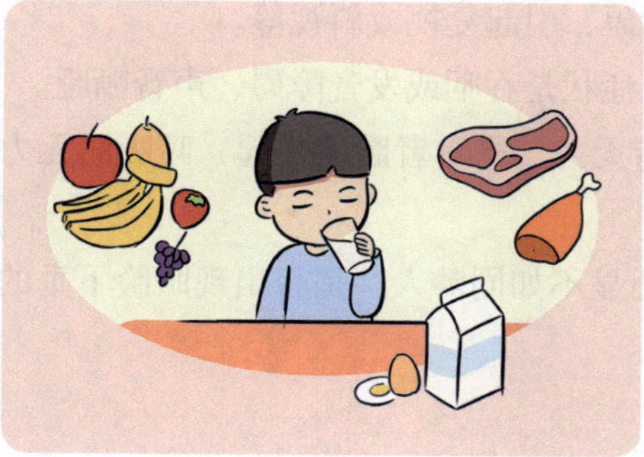

高蛋白、易消化饮食

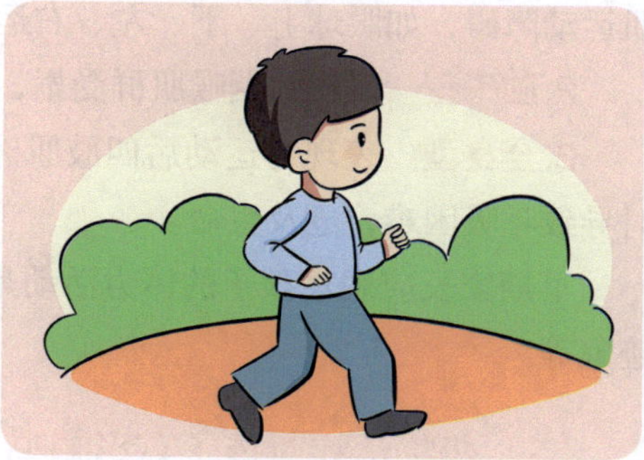

运动锻炼

第六节 重症肌无力

案例导入

5岁可可，3天前出现咳嗽、流涕，今天可可妈妈发现孩子双眼睑下垂伴四肢无力，下午比早上严重，来医院就诊。医师检查发现眼睑下垂遮盖角膜3/4，伴有眼球活动受限，无吞咽及呼吸困难，可可妈妈很着急的问医师，孩子得了什么病？后期是否会有并发症？作为家长我需要知道些什么呢？

一、什么是重症肌无力

重症肌无力（myasthenia gravis，MG）是一种神经肌肉接头处突触冲动传导障碍的获得性自身免疫性疾病。发病率为（0.2 ～ 0.5）/10万，儿童占10% ～ 20%。儿童1 ～ 5岁居多。

二、重症肌无力有哪些临床表现

临床表现为部分或全身骨骼肌无力和易疲劳，活动后症状加重，经休息后症状减轻，典型表现为“晨轻暮重”，肌无力症状在睡眠或长时间休息后缓解，活动后加重。

1. 眼肌型 最多见，单纯眼外肌受累，一侧或双侧眼睑下垂，早晨轻，起床后逐渐加重，反复用力做睁闭眼动作使症状更明显，部分患儿同时伴有其他眼外肌运动障碍，如眼球上、下、左、右运动障碍，引起复视或斜视等。

2. 脑干型 表现为咽喉肌群受累，突出症状是吞咽或发音障碍，声音嘶哑。

3. 全身型 表现为运动后四肢肌肉疲劳无力，严重者卧床难起，呼吸肌无力时导致呼吸困难，危及生命。

早期家长应观察孩子的体力活动是否明显不如同龄人，是否出现眼睑下垂的迹象等。

三、药物治疗对孩子有影响吗

重症肌无力治疗需要长期使用糖皮质激素，激素会有一定的副作用，准确和按时用药是护理的关键，必须严密观察患儿的服药情况，防止漏服药或不按时用药，建立严格遵医嘱服药行为，避免因服药不当而诱发肌无力危象和胆碱能危象。

四、重症肌无力严重并发症

呼吸肌严重无力，导致呼吸肌麻痹，不能维持正常换气功能，并可危及患儿生命，出现肌无力危象、胆碱能危象、反拗危象。

五、重症肌无力危象的护理

严密观察病情变化，立即给予氧气吸入，加强呼吸道管理，防止肺部并发症，注意呼吸道湿化，保持呼吸道通畅，居家时应立即就医。

六、如何预防儿童重症肌无力

1. 增强免疫力 适当参加体育运动，对肌肉有良好的锻炼作用，可以降低出现重症肌无力的概率。

2. 合理饮食 对于已经患有重症肌无力的患儿来说，在饮食上更要注意荤素搭配，只有营养均衡才能使身体更好的恢复。

3. 保持心情舒畅 保持心情愉快、轻松，有助于该病的缓解。

第8章

内分泌系统与免疫性疾病

第一节　儿童糖尿病

案例导入

凯凯妈妈发现近期凯凯饭量增加，喜欢喝水，夜尿增多，奇怪的是，怎么孩子吃这么多反而瘦了？凯凯得了什么病？我们该怎么办呢？作为家长我需要知道些什么？

一、什么是儿童糖尿病

糖尿病是由于胰岛素分泌不足或细胞对胰岛素反应不佳所致的长期高血糖症状，代谢性疾病，主要包括1型糖尿病和2型糖尿病。98%的儿童糖尿病为1型糖尿病又称胰岛素依赖性糖尿病，必须使用胰岛素治疗。胰岛素治疗方案及剂量需个体化，方案的选择根据患儿的年龄、病程、生活方式及既往健康状况等因素综合决定。

二、孩子为什么会得糖尿病

孩子发生糖尿病的原因主要有：

1.遗传因素　糖尿病具有遗传倾向，家族中有糖尿病患者会增加儿童患病的风险。

2.自身免疫反应　儿童糖尿病的一种类型是自身免疫性糖尿病，即免疫系统错误地攻击胰腺中产生胰岛素的细胞，导致胰岛素分泌不足。

3.环境因素　包括妊娠期和早期生活环境的因素，如接触化学物质、营养过剩、运动量不足导致的肥胖、感染等，都可能影响体内的胰岛素分泌。

4.不良生活习惯 高糖饮食、缺乏运动、长期熬夜等不健康的生活方式也会增加儿童患病的风险。

5.病毒感染 某些病毒感染可能与1型糖尿病的发生有关，它们可能引发免疫系统对胰岛β细胞的攻击。

三、怎样判断孩子得了糖尿病

1.症状识别 典型症状为多尿、多饮、多食和体重下降，即“三多一少”。多饮和多尿是多数儿童糖尿病早期的症状，若发现小孩近期吃的明显增多，可体重不增或下降，年长的孩子还可表现为精神不振、乏力等，需警惕孩子患糖尿病。

2.各年龄阶段差异 3岁以下的婴幼儿多饮和多尿不易被察觉，常伴有发育迟缓。学龄期儿童可因遗尿或夜尿增多就诊；年长儿表现为精神不振、疲乏无力、体重减轻等。

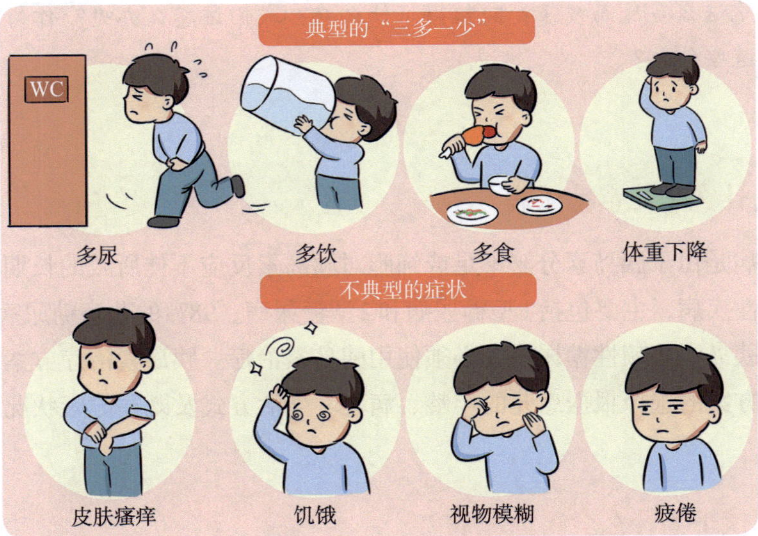

儿童糖尿病临床表现

四、糖尿病会对孩子造成什么危害

1.酮症酸中毒 这是1型糖尿病患儿最常见的一种严重的急性并发症，表现为恶心、呕吐、腹痛、关节或肌肉疼痛、嗜睡、呼吸深快有烂苹果气味、昏迷等，对患儿的生命构成威胁。

2. 长期高血糖引发的并发症　如心血管疾病、视网膜病变、神经病变和肾病等，这些疾病可能会危及患儿的生命。

3. 生长发育迟缓　长期高血糖可能导致患儿的身高和体重发育迟缓，影响其身体素质和免疫力。

4. 心理健康问题　患儿可能因疾病和治疗的不适感到焦虑、压抑、失落等负面情绪，影响学业和生活质量，甚至可能因疾病原因遭受歧视。

这些危害都可能对患儿的身心健康和生活质量造成严重影响，因此需要及时诊断和有效治疗糖尿病，以减轻或避免这些危害的发生。

五、日常生活中家长需要注意什么

儿童糖尿病，常规采用胰岛素替代治疗、饮食控制、运动锻炼、血糖监测和心理支持等综合治疗方案，需要患儿及家长学会自我管理，保持健康心理，保证合理的学习及生活能力。因此，儿童糖尿病的治疗是对患儿及家长的长期管理，当管理不当则易发生以下危害：

1. 饮食管理

（1）控制总热量：每日所需能量（千卡）＝1000＋年龄×（70～100）。决定总热量摄入的因素要充分考虑年龄、胖瘦程度、活动量及食量等。年龄较小的患儿用量较大，较胖患儿热量给予较低，活动量大应适当增加热量摄入。碳水化合物占总热量的55%～60%，脂肪占20%～35%，蛋白质占15%～20%。

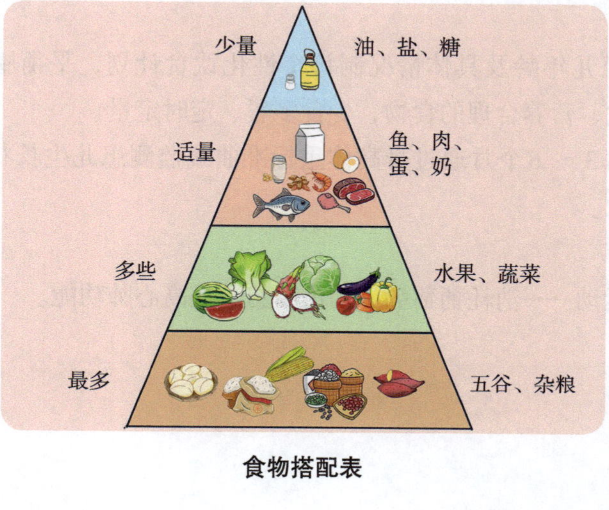

食物搭配表

（2）合理分配饮食：用餐热量分配可根据患儿的习惯采用1/5、2/5、2/5。少量多餐，根据需要，从三餐中各匀出一部分主食，作为两餐之间的加餐，以防低血糖。

（3）建议多选的食物：粗杂粮，如玉米面、荞面、燕麦面等；牛奶、大豆，尤其是豆制品，补充蛋白质；各类新鲜蔬菜。

常见100g食物碳水化合物含量表

食品名称	含量	食品名称	含量	食品名称	含量
白砂糖	99.9	西瓜	5.8	胡萝卜	8.8
藕粉	93	枣	30.5	豆角	6.7
粉条	84.2	苹果	12.3	南瓜	5.3
小米	73.5	香蕉	20.6	白萝卜	5.0
米饭	26.9	桃	10.9	牛乳	3.4
稻米	77.3	柑橘	11.9	芹菜	3.3
方便面	60.9	葡萄	10.3	鸡蛋	2.8
绿豆	55.6	杏	9.1	茄子	4.9
小麦粉	71.5	梨	13.3	大白菜	3.1

常见100克食物碳水化合物含量

（4）根据患儿年龄及具体情况制订个性化饮食计划，平衡膳食，控制总热量，选择多样化、营养合理的食物，少食多餐、定时定量。

（5）最好每3～6个月通过身高体重标准曲线监测患儿生长状况，并根据需要调节热量摄入。

2. 运动管理

（1）有氧运动——消耗葡萄糖、动员脂肪、提高心肺功能。

运动的选择

有氧运动	高强度运动	跳绳、球类运动、游泳、快跑	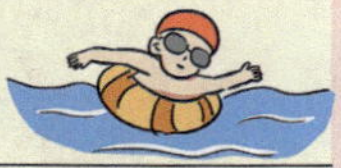
	中等强度运动	快走、慢跑、骑车、爬楼梯、健身操	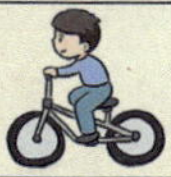
	轻度运动	广播操、太极拳	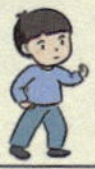
	非常轻度运动	购物、散步、做家务	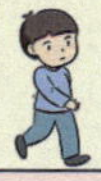

有氧运动

（2）无氧运动——氧气不足使乳酸增加，导致气急、肌肉酸痛等。

（3）运动时间：从第一口饭算起餐后1小时左右。早餐后运动效果最好。晚餐后运动消耗多余的热量。晨练不宜过早、不宜空腹。

（4）运动频次和强度：每周3～5次，每次30分钟左右的中等强度运动，以周身发热、微微出汗，但不是大汗淋漓为宜。血糖水平低于5.5mmol/L，运动前应补充碳水化合物。运动超过30分钟，要额外吃些东西。

（5）运动方案：2～3岁多做户外活动；3～6岁儿童适合的运动：行走、投掷及接取、跑步、游泳和翻滚运动。6～9岁鼓励行走、跳舞、跳绳等，可参加一些有组织的运动如足球、篮球，限制看电视、玩游戏及电脑时间在每天2小时。＞9～12岁可参加较复杂的运动，如足球、篮球、冰球、排球或个人运动如网球、田径、跑步、游泳、跳舞等。

六、糖尿病儿童居家用药的知识

1.严格遵医嘱用药

（1）按照医师规定的剂量和时间给孩子用药，不可自行增减药量。

（2）记录孩子的用药情况，包括药名、剂量、用药时间等，以便复诊时向医师提供准确信息。

（3）自我血糖监测：家长应掌握正确的检测方法，并密切关注儿童的血糖变化。

2.掌握正确的用药方法

（1）不同的糖尿病药物使用方法不同，如胰岛素可能需要注射，要掌握正确的注射部位（如腹部、大腿外侧等）、注射方法和剂量调整原则。

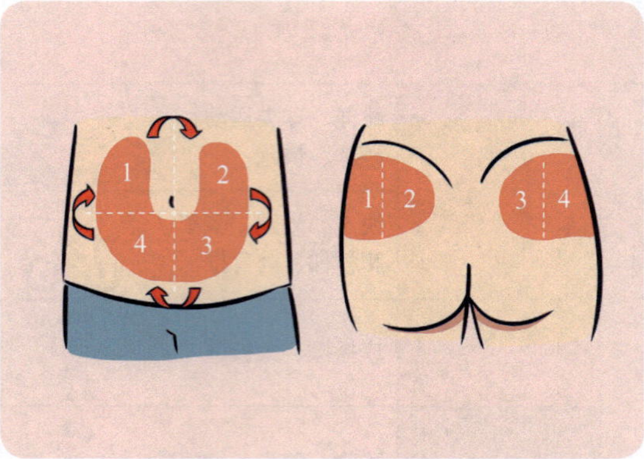

胰岛素注射部位

（2）若口服药物要确保孩子按时服用，可设置提醒，避免漏服。

（视频：胰岛素正确使用方法）

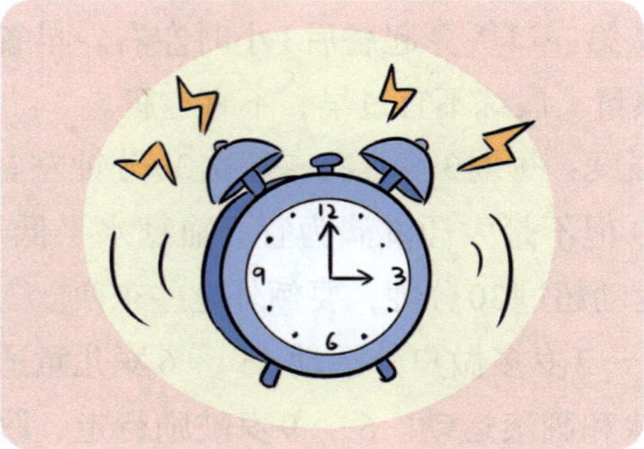

设置闹钟提醒

3. 观察药物不良反应

（1）密切观察患儿在用药后的反应，如出现低血糖（头晕、心慌、出汗等）、过敏（皮疹、瘙痒等）、胃肠道不适等不良反应，应及时告知医师。

（2）定期带患儿去医院复查血糖、糖化血红蛋白等指标，以便医师根据病情调整药物。

4. 药物储存

（1）未开封的胰岛素：应保存在2～8℃的环境中，可放在冰箱冷藏室，但不能贴壁或放在冰箱门边，以防结冰或振荡导致失效。也可在20℃左右的温度下短期保存（不超过1个月）。

（2）已开封的胰岛素：在室温（25℃左右，不超过30℃）下保存，期限约为1个月。可放在2～8℃的温度条件下，但注射前需先放在室内让胰岛素复温，以避免注射时的不适感。不要带着针头存放，否则可能导致漏液或产生气泡。

（3）其他注意事项：避免阳光直射和高温环境，如不要放在车窗、暖气、计算机旁等。外出携带时可使用冰袋保持低温，避免反复冷热交替。胰岛素不能冷冻，冷冻后的胰岛素会失去生物活性，即使解冻后也不能再使用。标注初次使用日期，过期或超过存放期的胰岛素不要再使用。

5.教育患儿正确认识药物

（1）向患儿解释药物的作用和重要性，让孩子积极配合治疗。

（2）教导患儿不要随意服用他人的药物或自行调整药量。

6.儿童发生低血糖有哪些表现

（1）眩晕、心率加快、双手颤抖、饥饿、软弱无力、紧张、心悸、恶心、呕吐、四肢发冷等情况。

（2）精力不集中，认知障碍，抽搐，昏迷。

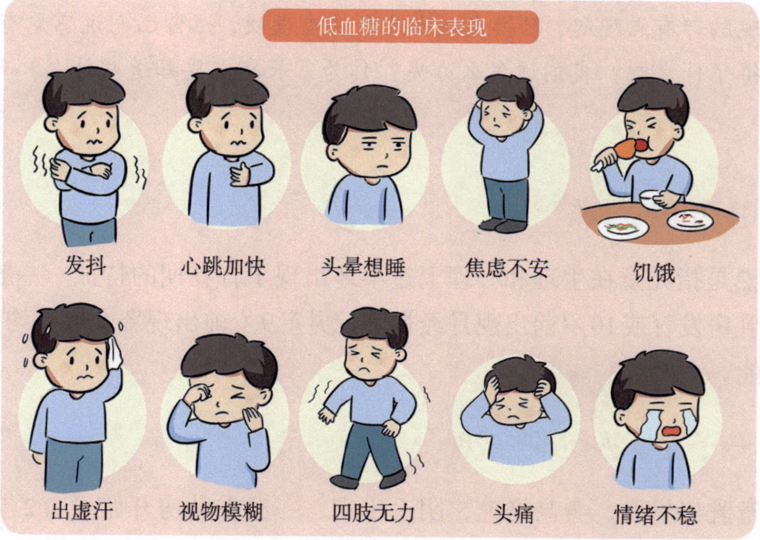

低血糖的表现

7.如何预防低血糖

（1）养成良好的生活习惯，规律运动，规范注射，按时服药。

（2）制订合理的血糖控制目标，患儿血糖控制在4～5.6mmol/L。

（3）随身携带预防低血糖的食物及糖尿病急救卡，如糖果、果汁、饼干，急救卡上写上自己的名字、家庭住址及紧急联系人的名字、电话。

（4）快速升糖的15克含糖食物：一个苹果（120克）、12～15个葡萄（85克）、两片西瓜、一根小香蕉（拇指和示指比划的八字大小）、一杯牛奶（250毫升）、一小杯酸奶（100克）、小杯可乐（150毫升）、5块小饼干、4块葡萄糖片。15分钟后如果糖尿病患者血糖＞3.9mmol/L，症状好转，按照正常时间进行加餐或者进餐即可。如果血糖仍然≤3.9mmol/L或症状无缓解，甚至出现意识不清，应立即送医院就医。若患儿已昏迷，救助者可以在其口腔内涂抹蜂蜜或者糖浆等，同时拨打120急诊送医院医治。

第二节 性 早 熟

案 例 导 入

女儿5岁了，身高112厘米，体重22千克，是个可可爱爱的胖丫头，最近发现胸部有点隆起，触摸发现女儿乳房有硬块，她自己也说感觉有点疼。小胖丫得了什么病？我们该怎么办呢？作为家长我需要知道些什么？

一、什么是性早熟

性早熟是指儿童在生理和心理上过早地出现了青春期的特征。一般女童7.5岁前出现乳房发育或10岁前出现月经初潮，男童9岁前出现睾丸增大均提示出现性早熟可能。

二、孩子性早熟有哪些表现

1. 女童乳房发育，身高增速，阴毛出现，一般在乳房开始发育2年后初潮。男童睾丸和阴茎增粗增大，身高突增，阴毛出现，一般在睾丸开始增大后2年出现变声和遗精。

2. 有性腺发育依据，女童彩色B型超声检查判断，子宫、卵巢容积增大且卵巢内可见多个直径≥4毫米的卵泡，男童睾丸容积≥4毫升。

3. 有线性生长加速，年生长速率高于同龄健康儿童。

4. 促性腺激素升高至青春期水平。

5. 可有骨龄提前，骨龄超过实际年龄≥1岁。

三、性早熟如果不治疗对孩子有哪些危害

1.成年身高受损 在性激素的作用下提前出现生长加速，身高较同龄儿童高，骨骺提前闭合、生长期缩短，最终成年身高受损。

2.心理健康 性早熟可能使孩子心理上无法适应身体的变化，造成自卑、焦虑等心理问题。

3.社交关系 性早熟可导致与同龄人的差异，影响社交关系的建立和维持，儿童可能被同龄人排挤，从而产生抑郁等心理问题。

四、怎样治疗性早熟

1.病因治疗 如果性早熟是由特定疾病引起，如颅内占位性病变、先天性肾上腺皮质增生症等，应针对病因进行治疗。例如，颅内肿瘤可能需要手术切除或放射治疗；先天性肾上腺皮质增生症需使用盐皮质激素等药物进行替代治疗。

2.药物治疗

（1）促性腺激素释放激素类似物（GnRHa），主要用于中枢性性早熟，尤其是对预测成人身高受损严重的患儿。

（2）生长激素：经过专业评估，认为单纯使用促性腺激素释放激素类似物不能达到理想身高增长效果，或同时存在生长激素缺乏的患儿。

五、日常生活中家长需要注意什么

1.饮食调整：避免患儿过多食用含激素高的食物，如炸鸡，提供充足的蛋白质、维生素和矿物质，多吃新鲜的水果和蔬菜等，保持适当体重，避免肥胖。

2.合理体育锻炼：适度运动，如慢跑、游泳、骑自行车、跳绳等。

3.养成良好的睡眠习惯：包括早睡、足够的睡眠时长、睡前不进食太多食物，不开灯睡觉等。

4.不滥用营养滋补品和保健品，避免患儿接触含有激素化妆品、保健品和药品等。

5.定期检查：定期带患儿到医院监测生长发育情况。

第三节　过敏性紫癜

案例导入

萌萌是一个可爱乖巧的小女孩，今年9岁，前两天双下肢皮肤出现星星点点的紫红斑，无明显瘙痒感，妈妈误认为是孩子贪玩时不小心磕碰到硬物上所致。开始发现时没有引起重视，直到发现紫红斑越来越多，萌萌说行走时感觉到疼痛，这才带去医院检查。通过儿科医师的诊断，妈妈最终恍然大悟，原来萌萌是患上了一种儿童较为常见的疾病——过敏性紫癜。

一、什么是过敏性紫癜

过敏性紫癜又称舒-亨综合征，是儿童期常见的以小血管炎或毛细血管炎为主要病变的系统性血管炎。过敏性紫癜并非字面上的某种（食物、药物或吸入物）过敏反应，是IgA免疫复合物在血管壁沉积引起的变态反应。好发于儿童，以学龄前和学龄期儿童多见，这种疾病有着自身独有的一些特点，每一位患儿家长都有必要去了解一下。

二、过敏性紫癜有哪些表现

1. 主要表现为非血小板减少性皮肤紫癜，好发于双下肢尤其双小腿和足背处，呈对称分布，压之不褪色，高于皮肤表面。一般4～6周消退，部分患儿间隔数周、数月后又复发。也可以波及腹部、臀部、上肢等其他部位。

2. 常伴有胃肠道症状，有的患儿以腹痛为主，部分有血便或黑便；可有关节症状，关节肿痛，多在数天内消失，不留关节畸形。肾脏损害，30%～60%的患儿会出现血尿、蛋白尿、管型尿，伴有血压增高等肾脏损害。严重时可出现胃肠道大出血、肠套叠、肠穿孔、急性肾炎综合征、急进性肾炎、肾病综合征甚至终末期肾衰竭等并发症而危及生命。

3. 发病前1～3周多有上呼吸道感染史，食物、药物、微生物均可诱发本病。

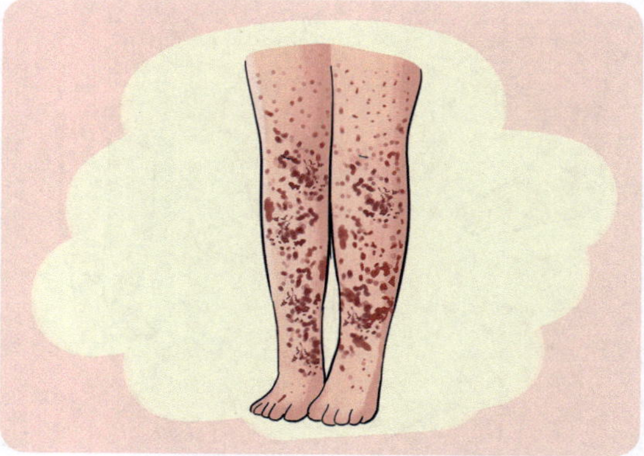

过敏性紫癜的表现

三、过敏性紫癜如何防治

对于过敏性紫癜的防治，不仅需要科学、规范的医学治疗，更需要家长的积极配合，以共同维护患儿的健康。

1.家长应积极与医师沟通，了解过敏性紫癜的疾病本质、危害性、易复发性和可治愈性，要重视此病，但不必过度恐慌。

2.在发病急性期绝对卧床休息，避免过度运动，并预防感冒和扁桃体炎发作。

3.饮食上宜给予少渣、易消化的食物，控制进食鱼、虾、蛋、牛奶、大豆、坚果类等高蛋白易致敏食物。

4.配合医师根据患儿病情的严重程度所选择的治疗方案，知晓一些治疗药物的利与弊，需要在专科医师指导下使用药物。

5.定期门诊随访，一是为了观察患儿病情的恢复情况，以便医师及时对原有治疗方案作出调整；二是为了及时发现可能出现的隐匿性肾脏损害或进展。

四、家长居家如何应对患儿的病情变化，如何护理

1.注意观察患儿身上尤其双下肢有无新发皮疹出现，如仅为散在的瘀点、紫癜，数量少，且不伴有其他症状，一般不必过于担心，继续遵医嘱用药和按时复诊即可，如瘀点、紫癜数量较多，或出现大量瘀斑，或出现丘疹、风团、水疱甚至溃疡、坏死等非典型皮疹，需及时送医就诊。

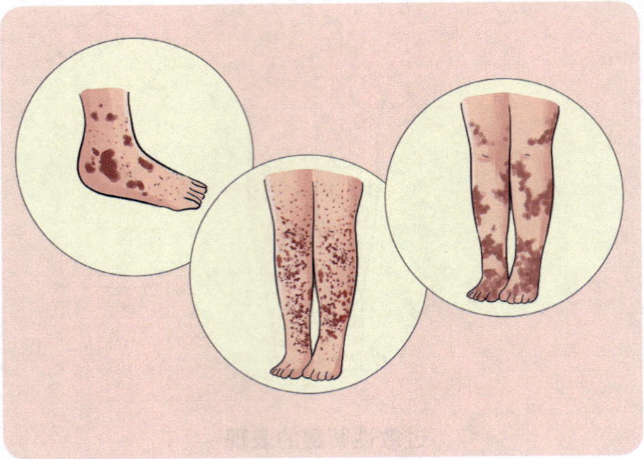

下肢病情观察

2.注意患儿有无关节酸痛肿胀、活动受限，尤其膝关节和踝关节处，有无腹痛尤其脐周、下腹部绞痛，或伴有恶心、呕吐，如出现上述任何症状，需及时送医就诊。

3.注意观察患儿每日大小便有无异常颜色、性状改变，如出现黑便、便血或血尿、泡沫尿、少尿、无尿等情况，需及时送医就诊。

4.合理饮食，选择清淡易消化、少渣的饮食，不可食用花生、牛奶、海带、鱼、虾、蟹、鸡蛋等容易引发过敏反应的食物，避免食用葱、姜、蒜、辣椒等辛辣刺激性食物，如有明显的上消化道出血症状，应限制饮食，避免吃过热的食物，进食无渣流质饮食，严重者禁食。

5.保持皮肤清洁，观察皮疹形态、数量、部位、每日详细记录皮疹变化情况。勤剪指甲，防止抓伤、出血及感染。

6.缓解关节疼痛，观察患儿关节肿痛及肿胀程度，协助患肢采取不同功能位，根据病情给予热敷，教会患儿利用放松、娱乐等方法减轻疼痛。

7.患儿腹痛时应卧床休息，尽量在床边守护，并做好日常生活护理。

8.本病皮疹易反复，居家休息期间，建议适当减少活动范围，减少过敏机会，避免剧烈活动，单纯皮疹无伴随症状者门诊随访观察，如出现关节肿胀、腹痛、血尿等，则需住院治疗。

9.关注心理活动，受疾病影响，患儿容易出现恐惧和紧张等不良情绪，家长应给予心理支持，通过玩玩具、播放动画片或阅读儿童书籍等形式转移患儿注意力，使其情绪稳定，保持良好睡眠，树立战胜疾病的信心。

10.过敏性紫癜以春秋两季好发，故在春秋季节预防感染非常重要，避免去人群集中的公共场所，防止受凉。

第四节　川　崎　病

案例导入

小明持续发热近1周，体温在39℃左右，吃了退热药以后只是暂时体温下降，没多久体温又升高，而且全身还出现了皮疹，用手指摸起来硬硬的，还有点脱皮，眼睛红红的，口唇很干燥、裂开，精神差，食欲也不好，口服了一些抗生素药物也没有效果。妈妈担心极了，赶紧把小明送往医院。经过检查医师初步诊断为川崎病。妈妈一脸疑惑，以前也没有听说过这个疾病。

一、川崎病是什么样的一种疾病？是由什么原因引起的

川崎病又称黏膜皮肤淋巴结综合征，是一种急性发热出疹性疾病。常发生于5岁以下的儿童，男童多于女童。一年四季均有发病，是儿童住院的常见病之一。

川崎病的病因目前暂不明确，可能与感染免疫反应和遗传易感性等方面有关。

二、川崎病有什么典型表现

1.高热（39℃以上）是最初表现，一般在5天以上，解热药短暂降温。抗生素治疗无效。

2.皮疹在发热或发热后5天内出现，常见大小不一斑丘疹，以四肢、躯干、下腹部多见，面部亦有，不痒。典型表现是腹股沟处皮疹加重和早期脱皮及肛周潮红等。

3.发热数天两侧眼结膜充血，但无脓性分泌物或流泪，热退后消散。

4.舌乳头明显突起、充血像草莓舌。

5.手足皮肤呈广泛性硬性水肿，指端见脱皮。肛周皮肤发红、脱皮。

6.口唇红肿、干燥和皲裂，甚至有出血。

7.少数有关节疼痛和肿胀。

8.50%～70%患儿早期有淋巴结肿大，可于数天后消退。

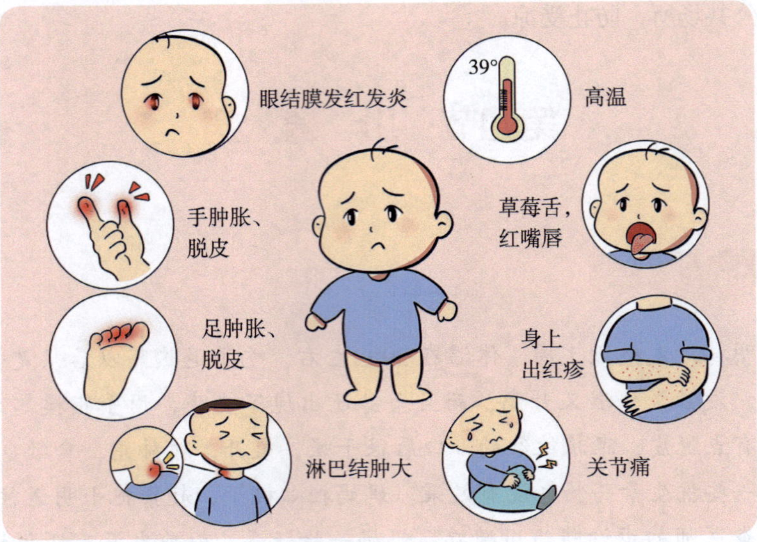

川崎病典型表现

三、川崎病用什么药物治疗

1.急性期静脉注射免疫球蛋白，发病早期使用，可迅速退热，降低川崎病冠状动脉瘤的发生率，预防冠状动脉病变发生。

2.阿司匹林：早期口服可控制急性炎症，减轻冠状动脉病变发生。

3.皮质激素：肾上腺皮质激素有较强的抗炎作用，联合泼尼松和阿司匹林治疗。

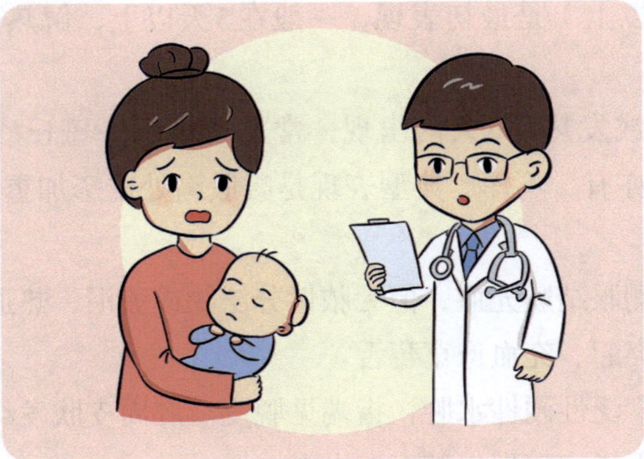

川崎病的治疗

四、川崎病的皮肤该如何护理

1.对于口唇裂开的患儿，可以涂润唇膏保护口唇。

2.保持口腔清洁，进食后进行漱口。

3.眼睛球结膜充血的患儿，勿用手揉眼睛，保持用眼卫生。

4.指端及肛门有脱皮，不要强行撕拉脱皮，可用儿童剪刀修剪。

5.患儿大小便后冲洗肛周，如有红臀可用鞣酸软膏外涂。

6.全身皮疹可以使用温水清洗，穿宽松衣服，避免搔抓皮肤。

五、川崎病出院后应该注意些什么

出院后必须遵照医嘱按时服药，并在医师指导下调整药量，最后停服。注意保暖，避免受凉感冒。

定时到医院复诊，2年内每3～6个月1次，2年后每年1次，定期做心脏超声、查血等检查。

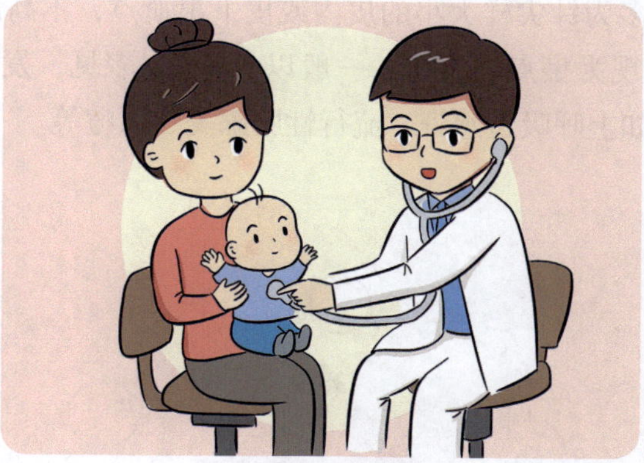

川崎病的随访

第五节　免疫性血小板减少症

案例导入

妈妈给小明洗澡的时候，突然发现他的身上、四肢有些针尖样的红色小点点，分布不均匀。第2天便带着小明到医院就诊。通过末梢血检查，发现血小板偏低。医师初步诊断为免疫性血小板减少症。

一、什么是免疫性血小板减少症

免疫性血小板减少症是由于病毒感染后身体产生相应的血小板相关抗体，导致正常的血小板被免疫性破坏，造成数量减少，导致出血。以皮肤、黏膜自发性出血为突出表现，多为针尖样大小的皮内或皮下出血点，不高出皮肤表面，压之不褪色，也可以表现为瘀点、瘀斑。一般以1～5岁多见，发病前1～3周常有急性病毒感染史，如上呼吸道感染、流行性腮腺炎、水痘等。

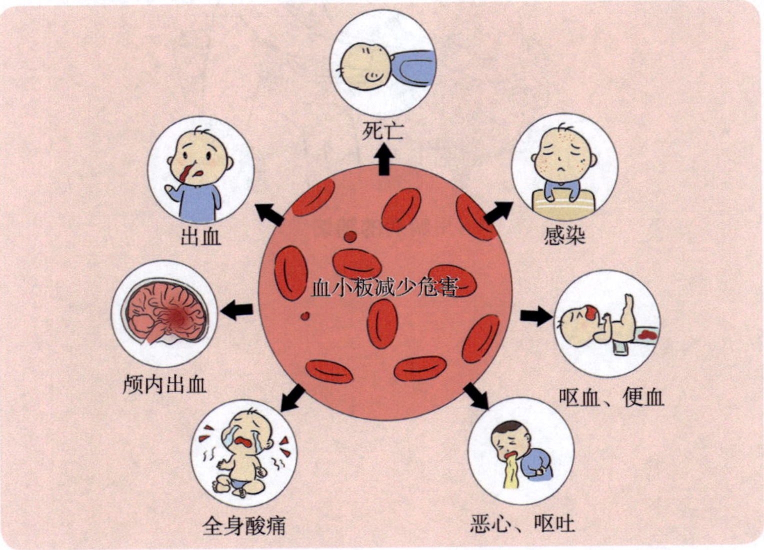

血小板减少症的危害

二、免疫性血小板减少症的临床表现有哪些

1.大多数患儿发病前无任何症状，部分可有发热。

2.以自发性皮肤、黏膜出血为突出表现，多为针尖样出血点。分布不均匀，四肢为多，在易于碰撞的部位多见。

3.常伴有鼻出血或牙龈出血。青春期女性患者可有月经过多。

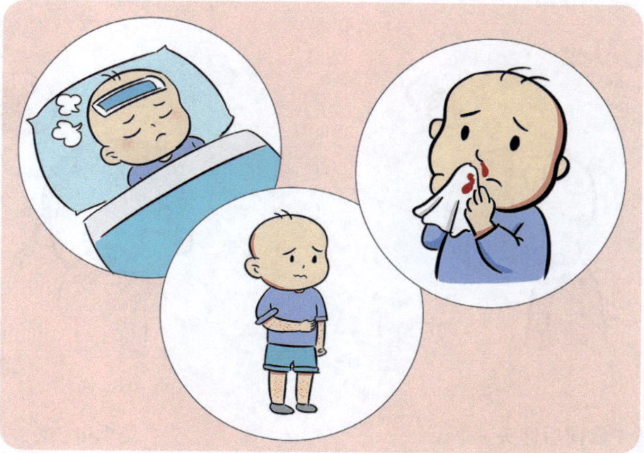

免疫性血小板减少症的临床表现

三、免疫性血小板减少症该如何治疗

1.糖皮质激素、大剂量静脉免疫球蛋白的使用，主要是降低毛细血管通透性，抑制血小板相关抗体的产生，避免血小板被破坏。

2.忌用抑制血小板功能的药物，如阿司匹林等。

3.服用环孢素A的患儿，应定期检测环孢素的血药浓度，服药前后1小时应禁食，不可与其他药物同时服用。

4.不能随意停药，按时复诊，遵医嘱用药。

四、免疫性血小板减少症该如何护理

1.仔细观察患儿全身皮肤黏膜出血点、瘀点、瘀斑的数量变化，观察有无鼻腔、牙龈及消化道出血（如黑便等），是否伴有头痛，呕吐，发现出血倾向及时就诊。

2.减少活动，避免损伤，为患儿提供安全的环境。家具的尖角用软物包裹，

禁忌玩锋利的玩具，限制剧烈运动，如篮球、足球、爬树等，以免碰伤、刺伤或摔伤等。

3.禁食坚硬、过热、油炸、多刺及刺激性的食物，防止损伤口腔黏膜及牙龈出血。

4.刷牙时选用软毛刷，以保护口腔黏膜。

5.天气干燥时可用液状石蜡涂抹鼻腔，不可用手挖鼻孔，以防鼻出血。

6.保持大便通畅，防止用力排便时而诱发颅内出血。

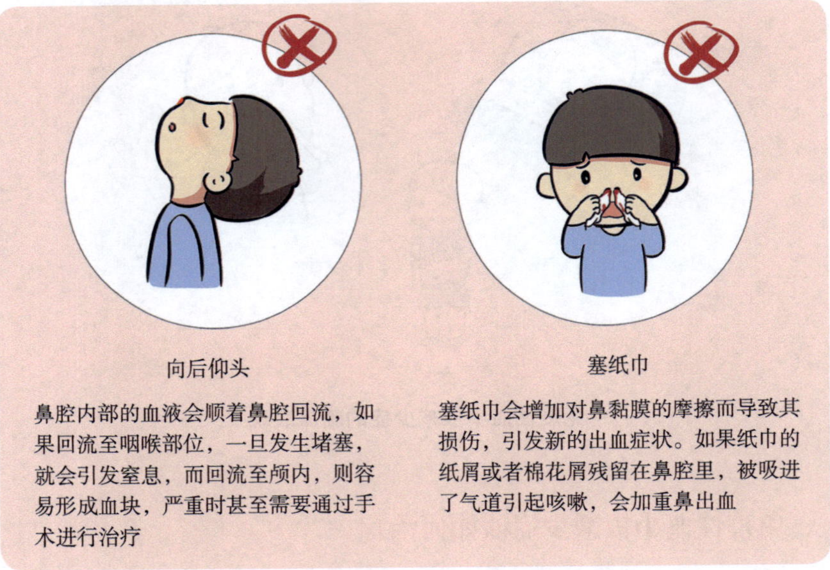
向后仰头
鼻腔内部的血液会顺着鼻腔回流，如果回流至咽喉部位，一旦发生堵塞，就会引发窒息，而回流至颅内，则容易形成血块，严重时甚至需要通过手术进行治疗
塞纸巾
塞纸巾会增加对鼻黏膜的摩擦而导致其损伤，引发新的出血症状。如果纸巾的纸屑或者棉花屑残留在鼻腔里，被吸进了气道引起咳嗽，会加重鼻出血

错误止鼻血的方法

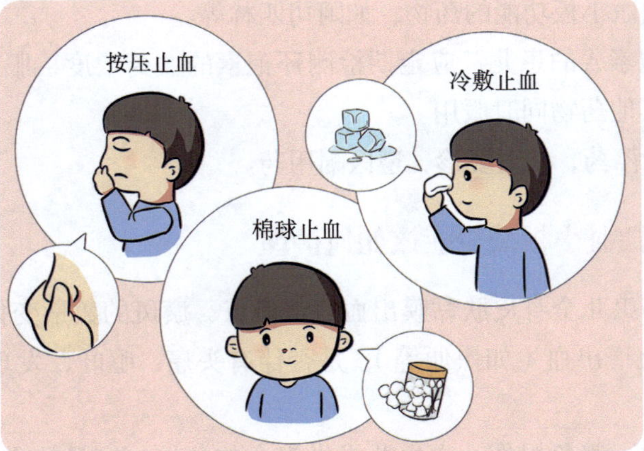
按压止血
冷敷止血
棉球止血

正确止鼻血的方法

第9章

遗传与感染性疾病

第一节　传染性单核细胞增多症

案　例　导　入

小朋友明明，今年 5 岁，妈妈说他前两天高热、流鼻涕、鼻塞、打呼噜，明明妈妈给孩子吃了些解热和感冒药，但没什么好转，发现全身皮疹，脖子也肿了起来。妈妈赶紧到医院检查，医师认真检查后发现颈部淋巴结肿大，肝脾也有明显增大，血常规检查异型淋巴细胞比例超过 10%，考虑传染性单核细胞增多症。这出乎家长的意料，那么传染性单核细胞增多症究竟是一种怎样的疾病呢。

一、什么是传染性单核细胞增多症

传染性单核细胞增多症，简称为“传单”，是由爱泼斯坦-巴尔病毒（EB）病毒感染所导致的急性感染性疾病，以发热、咽喉痛、咽峡炎肝脾和淋巴结肿大、外周血中淋巴细胞增多并出现异型淋巴细胞等为特征。本病主要见于儿童和青少年。全年均可发病，以秋末至初春为多。疾病呈自限性，但症状可持续数周至数月。

二、传染性单核细胞增多症是怎么传播的

患儿和隐性感染者均是传染源，病毒大量存在于唾液腺及唾液中，可持续或间断排毒达数周甚至数年之久。

1.通过日常接触传播，如亲吻（唾液中病毒传播）。

2. 与感染者分享食物或饮料传播EB病毒。

3. 空气传播少见（咳嗽或打喷嚏时释放的病毒飞沫传播）。

4. 其他形式如血液传播（通过输血、器官移植传播）。

三、传染期有多久呢？如何预防

1. 传染期：潜伏期4～6周，接触EB病毒后人们需要4～6周才会出现症状。有些人感染后不出现活动性表现，相反，会产生抗体而获得免疫力。传染性可持续数周（一般2～6周），部分可持续更长时间。

2. 适当运动，增强体质及机体抵抗力；勤洗手，少去人多拥挤的公共场所；给患儿准备专用餐具，大人避免亲吻患儿等行为。

四、如果孩子出现了这些症状，家长应警惕

1. 有其他症状，乏力、头痛、畏寒、鼻塞、恶心、食欲缺乏、轻度腹泻等前驱症状。

2. 均有发热，体温为38～40℃。

3. 咽峡疼痛：咽峡炎伴有咽痛，咽部充血、肿胀严重者可出现呼吸及吞咽困难。

4. 淋巴结肿大：全身淋巴结均可肿大，以颈部最常见，肠系膜淋巴结肿大可引起腹痛，肿大的淋巴结常在热退后数周后才消退。

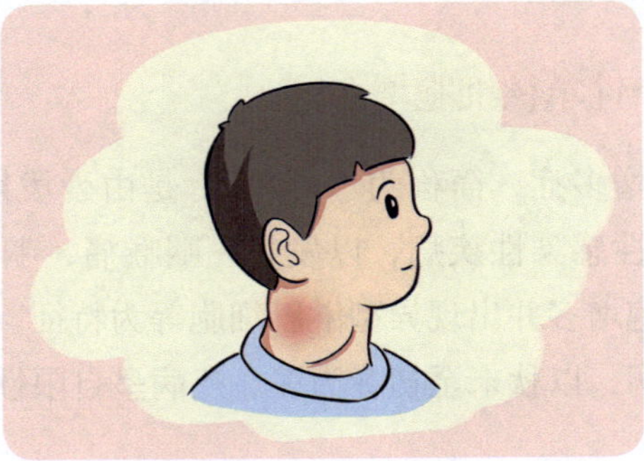

颈部淋巴结肿大

5. 肝脾大：部分患儿有肝大，50%患儿有轻度脾大，伴疼痛及压痛，偶发生脾破裂。

6. 皮疹：部分患儿在病程中出现多形性皮疹。多见于躯干，持续1周左右消退。

五、传染性单核细胞增多症的患儿如何护理

1.环境与休息：保持室内空气新鲜，温湿度适宜。给予呼吸道隔离，防止交叉感染，急性期建议卧床休息，以减少心肌耗氧量。

2.观察患儿体温变化：遵医嘱药物降温，使用降温药后注意观察患儿的体温、血压、尿量等，出汗多的患儿，注意补充水分和观察尿量，鼓励患儿多饮水，以防虚脱。及时更换衣物，保持皮肤清洁，当患儿反复发热、咽扁桃体炎、颈部淋巴结肿大时要及时就医，避免延误病情。

3.饮食：鼓励患儿少食多餐，进食高热量、高蛋白、清淡易消化的食物，逐渐增加粗纤维食物，确保大便通畅。因咽部肿胀疼痛不愿进食的患儿或疼痛严重时，及时通知医师采取措施缓解疼痛。

4.定期门诊复查及适量体质锻炼。

第二节 手足口病

案例导入

宝宝最近出现发热、食欲缺乏，手、足、口等部位有红色疹子或疱疹，极有可能你的宝宝被手足口病毒盯上了，家长需带宝宝及时就诊。

一、什么是手足口病

手足口病（hand，foot and mouth disease，HFMD）是由肠道病毒引起的急性传染病，以5岁以下儿童常见，多数患儿症状轻微，表现为口腔和四肢末端的斑丘疹、疱疹，少数病例可出现无菌性脑膜炎，脑干脑炎、心肺功能衰竭等重症表现，病情发展迅速甚至导致死亡。引起手足口病的肠道病毒有多种型属，感染一种肠道病毒并不能保护小朋友抵御其他型别的病毒感染，因此，同一儿童可因感染不同血清型的肠道病毒而多次发病。

二、手足口病是怎么感染的

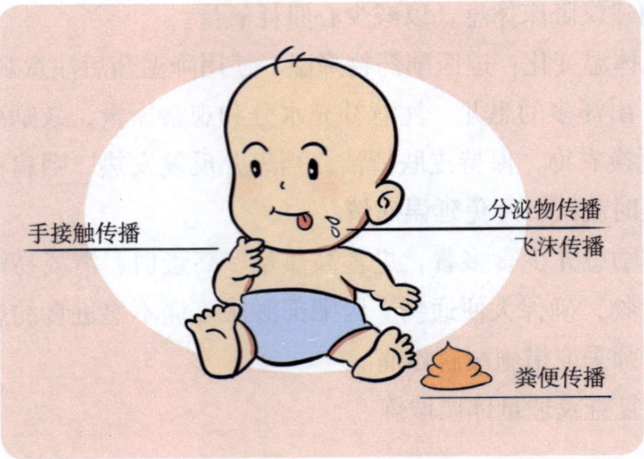

手足口病的传播途径

手足口病主要传染源是患儿和隐性感染者。主要通过粪-口途径传播，也可经接触过患儿或患儿使用过受污染的物品（毛巾、水杯、玩具、餐具、衣物等）传播。与患病儿童近距离交谈、饮用或食入被病毒污染的水和食物等途径均可能感染。相比起成年人，儿童抵抗力相对较弱，尤其是在幼儿园、学校等场所，小朋友们共同生活，交叉感染的可能性就更大，尤其容易在托幼机构的儿童之间流行。

三、手足口病有哪些症状

1.普通手足口症状 起病急，可发热或不伴发热，多有咳嗽、流涕、食欲缺乏等症状。手、足、口、臀等部位可见散发性的皮疹和疱疹，皮疹周围有炎性红晕，疱疹内液体较少，不疼不痒，皮疹恢复时不结痂、不留瘢痕或色素沉着，无并发症，多在1周内痊愈，预后良好。

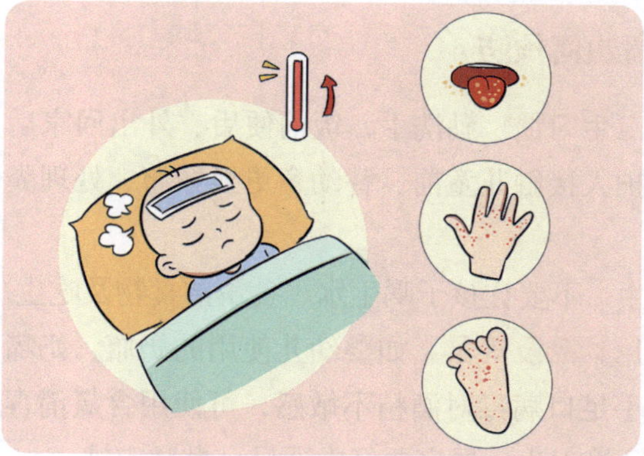

普通手足口病的症状

2.重症手足口病症状 患儿持续高热伴头痛、呕吐，精神萎靡、嗜睡、激惹；肢体抖动，甚至昏迷等表现；呼吸增快、呼吸困难，呼吸节律改变，口唇发绀，咳嗽加重等；心动过缓或过速，面色苍白、皮肤出现花纹四肢冷、指（趾）端发绀。由于重症患儿症状识别困难、病情变化迅速，极易错过最佳治疗时机，家长应在医师指导下密切观察病情，学会观察患儿的体温、心率、呼吸、血压、意识，观察有无惊厥、抖动等，及时发现危重先兆，及时送医救治。

四、手足口病的患儿该如何护理

1.普通轻症 门诊治疗并隔离，适当休息，清淡饮食，建议选择易消化的流质及半流质食物，如牛奶、粥、面条等。鼓励患儿多喝常温的开水，进食后常温开水漱口，保持口腔清洁。局部皮疹防止抓破。

2.发热控制 腋温超过38.5℃者，应用降温药退热，配合物理降温（温水擦浴、使用降温贴等）；腋温在38.5℃以下者采用物理降温。

3.口腔疱疹 口腔疱疹多会引起患儿疼痛，影响进食，可给予喉剑喷雾剂、康复新液对症治疗，以改善症状及促进溃疡面愈合。保持皮肤清洁，防止挠抓致破溃，瘙痒明显者局部应用止痒剂。同时保持臀部的清洁干爽，及时清理大小便。

4.居家隔离 家长要配合做好儿童住院隔离或居家隔离治疗，同时避免与健康儿童接触；健康儿童家长尽量避免自己孩子与手足口病发病期传染期内的儿童接触。

5.预防感染 患儿的用物、玩具应消毒处理，接触患儿前后要洗手、消毒手，防止易感儿童探视和接触。流行期间不带患儿到公共场所，养成良好的卫生习惯，加强锻炼，增强身体素质。

五、手足口病如何预防

1.保持良好的卫生习惯 勤洗手，饭前便后、外出回家后要用肥皂或洗手液等给儿童洗手，看护人接触儿童前、替幼童更换尿布、处理粪便后均要洗手，可使用七步洗手法。

2.注意食品卫生 不要让孩子喝生水、食不洁食物及吃生冷食物。

3.定期消毒使用物品及玩具 如婴幼儿使用的奶瓶、奶嘴及餐具使用前后应充分清洗、消毒。手足口病毒对酒精不敏感，可使用含氯消毒剂对玩具等物品消毒；注意保持家庭环境卫生，居室要经常通风，勤晒衣被。

4.避免公共场所聚集 本病流行期间不宜带儿童到空气流通差的公共场所，避免接触患病儿童。如确诊感染手足口病毒应严格做到居家隔离，避免疾病传播。

5.发热出疹及时治疗 儿童出现发热、出疹等相关症状要及时到医疗机构就诊。

6.接种疫苗 肠道病毒EV-71型灭活疫苗适用于6月龄至5岁EV-A71病毒

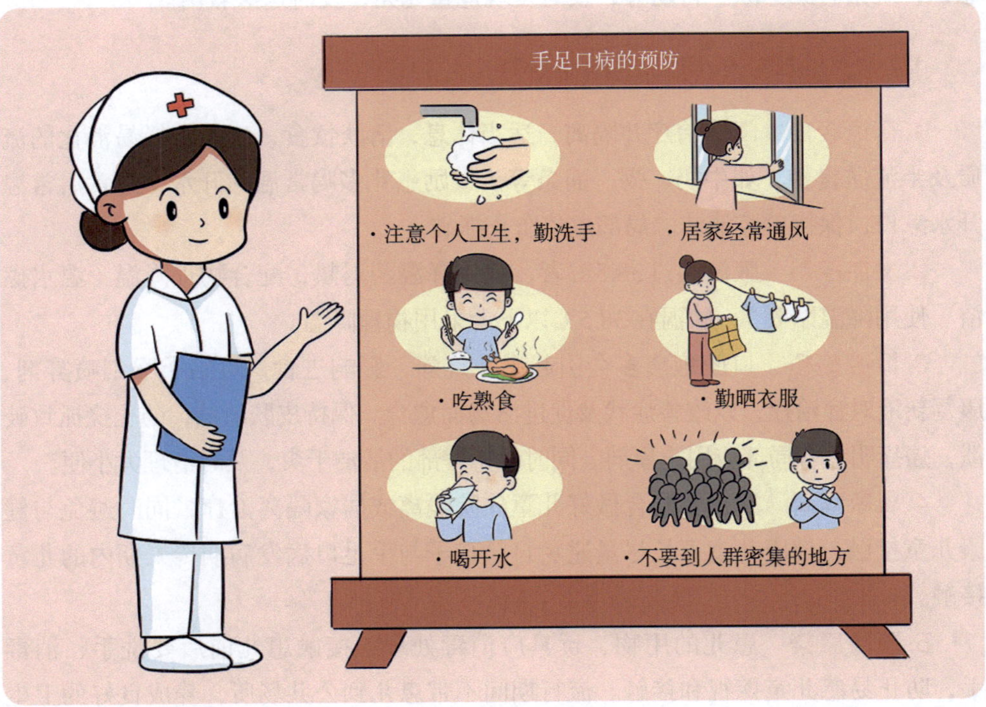

手足口病的预防

易感者，可有效预防EV-A71感染引起的手足口病，减少手足口病重症和死亡的发生。

第三节　脓毒血症

案例导入

小红，4岁，在一周前食用隔夜剩饭后出现呕吐、腹痛、腹胀、腹泻，孩子妈妈自行给小红服用蒙脱石散及布洛芬。随后，小红出现反复高热，最高体温达40.2℃，呼吸急促、神志烦躁、大汗淋漓，立即送孩子医院就诊，诊断为“脓毒血症”。

一、什么是脓毒血症？有哪些危害

脓毒血症即脓毒症是人体对感染反应失调导致的器官功能障碍综合征，由于致病菌包括细菌、真菌感染从而进入人体血液循环，并生长繁殖造成全身的中毒表现，主要表现为寒战、发热（或低体温）、心慌、气促、精神状态改变等症状。脓毒血症可发展为严重脓毒血症和脓毒性休克，可导致器官功能不全及循环障碍，病死率高。

二、脓毒血症有哪些临床表现

儿童脓毒血症的临床表现不典型，主要表现为非特异性或（和）感染中毒性表现，包括：体温不稳定（发热或低体温）、神志异常（烦躁不安、淡漠）、心动过速或过缓、呼吸过速或暂停、脉搏异常（减弱、无力或洪大），呕吐、腹泻、腹胀、毛细血管再充盈时间异常（中心毛细血管再充盈时间≥3秒或闪速再充盈＜1秒）、新生儿和婴儿自发性活动减少、肌张力减弱、吸吮无力、斑疹样红斑、皮肤蜂窝织炎或脓肿、肢体或关节红、肿、热、痛。

三、脓毒血症的易感因素有哪些

1.感染　引发儿童脓毒血症的最主要因素是感染，大部分为细菌感染，其次为病毒、真菌感染。

2. 易感因素

（1）基因。

（2）年龄（≤1岁，尤其是极低出生体重儿）。

（3）营养不良。

（4）腹腔、肺部和泌尿道感染。

（5）恶性肿瘤。

（6）使用免疫抑制剂。

（7）呼吸功能障碍和心血管功能障碍等基础疾病等。

四、脓毒血症该如何治疗

1. 控制感染 尽快明确感染原因，尽早采用药物进行抗感染治疗。

2. 抗休克 尽早明确患儿发生休克的原因，选择相应的治疗方法（如补液、使用药物、监测患儿血压等）进行抗休克的治疗。

3. 维持正常呼吸功能 必要时需进行气管插管，使用呼吸机。

4. 抗凝治疗 脓毒血症会破坏患儿的凝血功能，若患儿有血栓发生风险，需进行抗凝治疗。

5. 血液净化 为了预防或治疗患儿液体过多的状况，必要时需进行血液透析。

6. 保证营养 患儿应少食多餐，选择高热量、高维生素、易消化的饮食。

五、如何预防脓毒血症的发生

1. 初级预防 通过接种疫苗，降低感染的发生。

2. 二级预防 在医师指导下通过药物进行原发感染的控制，降低脓毒血症的发生概率。如对原发病（如白血病）导致免疫功能低下的患者，建议长期预防性使用抗菌药物、抗病毒药物，或抗真菌药物；囊性纤维化和其他呼吸道疾病儿童可以预防性使用抗菌药物（如复方新诺明）。

3. 及时就医 若孩子出现不适立即到医院进行诊治。

六、脓毒血症该如何居家护理

1. 基础护理 部分患儿由于受到后遗症影响，可能需要长期卧床休息，家属应定期对患儿进行翻身按摩，预防坠积性肺炎、压力性损伤、水肿、肌肉萎缩等不良症状的发生。

2. 饮食护理 治疗期间，患儿饮食结构应遵循清淡、易消化的原则，从而减轻消化道的功能负担，加速体内系统组织的恢复。为了纠正水、电解质紊乱及酸碱失衡，注意适当补充水分。患儿应进食高热量、高蛋白、易消化饮食，适当补充维生素C，如进食蔬菜粥、蛋汤、瘦肉、鸡蛋、牛奶、新鲜蔬果等食物。

3. 心理支持　部分患儿会造成极大心理负担，所以家属要及时观察患儿情绪变化，并及时给予心理疏导，多同患儿交谈，鼓励患儿在恢复期做力所能及的事情，以逐渐消除其沮丧和依赖的心理。

4. 用药护理　部分患儿由于出现肾上腺功能不全、心力衰竭、肺栓塞等慢性并发症，患儿一定要遵医嘱服药，不可自行增减药量，若用药过程中出现不适应立即就医。

5. 病情观察　密切观察患儿的生命体征，意识，尿液的颜色、性状、量，以及皮肤的变化，查看有无嗜睡、恶心、呕吐、血压升高、头痛、抽搐等表现，发现异常及时就医。

第10章

运动及康复系统疾病

第一节　发育性髋关节发育不良

案例导入

丽丽（化名），3岁，学走路时比同龄小朋友晚、跛行，双下肢不等长。家长以为是缺钙，补充了6个月钙片后未见好转，家长带患儿到医院就诊，诊断为发育性髋关节发育不良。

一、什么是发育性髋关节发育不良

发育性髋关节发育不良是指出生前及出生后股骨头和髋臼在发育和（或）解剖关系中出现异常而导致髋关节功能障碍的病症。

二、主要症状有哪些

1.新生儿和婴儿期表现为双侧臀纹、大腿纹不对称，大腿屈曲外展受限。幼儿期一般行走时间较正常晚，单侧脱位表现为跛行，双侧为鸭步态。

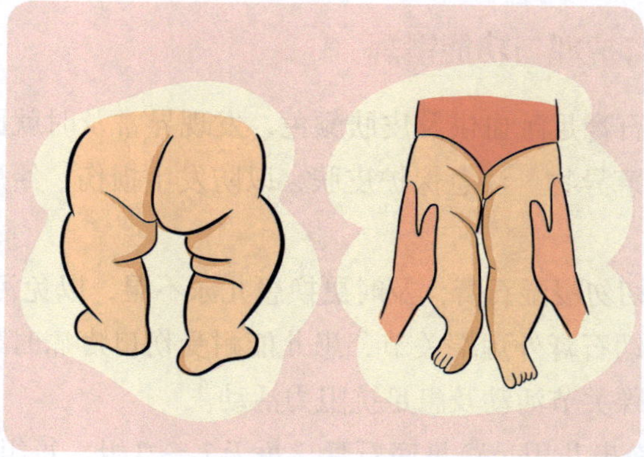

患儿臀纹不对称，下肢不等长

2.患儿易产生自卑、害羞感，自尊心受损继而导致社交障碍或自闭症。

三、发育性髋关节发育不良如何治疗

1.非手术治疗 适用于6个月以内的患儿。出生至6个月，佩戴Pavlik吊带，2～4个月更换成外展支具。

2.手术治疗 适用于非手术治疗失败及6个月以上的患儿。

（1）6～18个月，行内收肌切断松解术后予以牵引，全身麻醉下手法复位，人字形石膏固定。

（2）18个月后，可采取髋关节切开复位，骨盆截骨，股骨下短缩截骨术等。

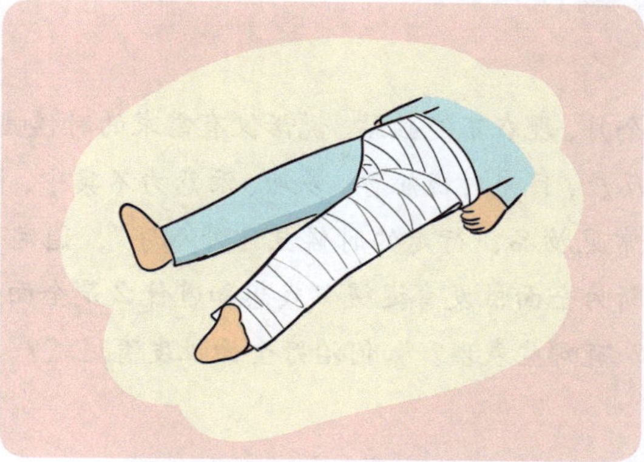

患儿术后肢体石膏固定及体位

四、术后石膏护理与功能锻炼

1.注意观察打石膏足趾血供及皮肤颜色，发现异常及时就医。保持石膏清洁干燥，勿向石膏中塞异物。注意保护皮肤，以防发生损伤，给患儿翻身时，应以健腿作轴翻转。

2.患儿洗漱时切勿浸湿石膏，及时更换患儿尿不湿，以免污染和浸湿石膏。

3.术后被动活动石膏外远端关节，患儿能耐受伤口疼痛时鼓励患儿主动足趾背伸，趾屈活动，踝关节活动及患足抗阻力活动。

4.术后1周，教患儿用足蹬足底石膏，每天2～3组，每组20～30次，每次持续时间3～10秒。

5.术后6周，门诊复查，如X线显示髋关节恢复良好，可去除石膏，患儿在床上练习屈髋、屈膝，但禁止患肢内收和内旋。

6.术后3个月，门诊随访，如X线显示关节恢复良好，患儿可下床每次活动30分钟左右，每天活动2～4次，逐渐增加活动强度。

7.行髋关节切开复位加股骨截骨者，术后6～8周去除石膏，可床上活动。术后3个月门诊随访，如X线显示髋关节恢复良好可下床活动。

第二节　全面性发育迟缓

案例导入

孩子2岁6个月，现在不能独站、说话仅有需求的时候喊“爸爸、妈妈”，呼唤他的字名有反应，目光对视短暂，多动、注意力不集中，模仿、互动不好，不能指认五官及常见物品，行走的时候呈“外八字”，稳定性不好。带孩子到医院检查，诊断为全面性发育迟缓。我想知道什么是全面性发育迟缓？是什么原因引起的？有哪些表现？如何治疗全面性发育迟缓？

一、什么是全面性发育迟缓

全面性发育迟缓（GDD）：是指5岁以下的儿童，在粗大运动、精细动作、社交和社会适应能力以及认知、语言和日常生活能力等范畴中，至少2项落后于同龄儿，没有达到预期的发育标志为全面性发育迟缓。

二、全面性发育迟缓是什么原因引起的

主要分为非遗传性因素和遗传性因素两种：

1. 非遗传性因素 按时间可以分为产前、产时和产后。

（1）产前因素：母亲妊娠期间先天性感染、暴露在致畸物或环境毒物（如酒精、药物、辐射、化学致畸物、铅、汞）中、营养状态或应激性事件等。

（2）产时因素：早产、低出生体重、产伤、窒息、缺氧、颅脑内出血等。

（3）产后因素：中枢神经系统感染、低血糖、脑外伤、惊厥后脑损伤、甲状腺功能减退、佝偻病、碘缺乏、营养不良、脑血管疾病、核黄疸、听力障碍等。

2. 遗传性因素 染色体数目和结构异常、单基因病、线粒体病、多基因和（或）表观遗传异常等。

三、全面性发育迟缓有哪些表现

全面性发育迟缓的临床表现包括运动发育、语言发育、认知和社会交流及日常生活活动能力等方面的落后，每个患儿落后的程度可能存在差异。

1. 运动发育迟缓 患儿可以分别存在粗大运动或精细运动发育迟缓，也可以同时存在。患儿抬头、翻身、坐、爬、站、走、跑、跳等粗大运动发育落后，或抓、握、侧捏、感受物体等精细运动发育落后，没有达到相应月龄的水平。

2. 语言发育迟缓 表现在以下几个方面：开始说话后，比同龄的正常孩子发展慢或出现停滞；虽然会说话，但语言表达能力较差；语言应用、词汇和语法应用均低于同龄儿；只会用单词交流，不会用句子表达，回答问题的反应慢；语言理解困难和遵循指令困难，交流能力差。

3. 认知功能发育迟缓 包括知觉、注意、表象、学习和记忆、思维和语言等方面的发育迟缓，可表现为注意障碍、记忆障碍、推理能力降低、判断力差和交流障碍等。

4. 适应行为能力障碍 表现为独立生活能力、运动能力、作业、交往、参加集体活动和自我管理等行为能力较正常同龄儿差。

5. 其他问题 可合并吞咽问题及体型瘦小等。

四、如何治疗全面性发育迟缓

1. 早期干预

（1）以游戏为载体，让孩子在快乐的环境中主动接受训练。

（2）引导式教育，通过娱乐性、节律性意向刺激激发孩子的兴趣，引导诱发其学习动机，鼓励和引导孩子主动思考、向往目标、主动积极参与各种训练。

（3）活动观察训练，让患儿主动观察人或物，进行反复主动的模仿训练。

（4）目标-活动-运动环境疗法，以家庭为中心，根据父母的要求，以及患儿面临的问题制订训练计划，进行运动训练、家庭教育与丰富的儿童学习环境相结合。

2. 根据孩子存在的功能障碍选择治疗性干预

（1）运动疗法，采用主动和被动运动，改善肌肉、骨骼、韧带等的血液循环和代谢，促进神经肌肉功能，提高肌力、肌耐力和心肺功能，减轻躯体畸形和功能障碍。常用的运动疗法包括增强肌力训练、软组织牵伸训练、关节活动度训练、平衡功能训练、核心稳定性训练及步行功能性训练等。

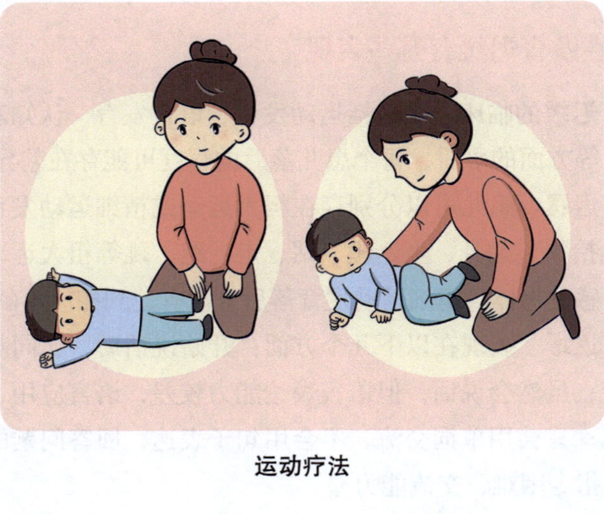

运动疗法

（2）作业疗法，主要治疗要点包括：①保持正常姿势；②促进手的精细功能和上肢功能的发育；③促进感觉、知觉功能的发育；④提高情绪的稳定和社会适应性；⑤增加训练时的趣味性，提高训练的积极性和主动参与性，做到在娱乐中学习等。

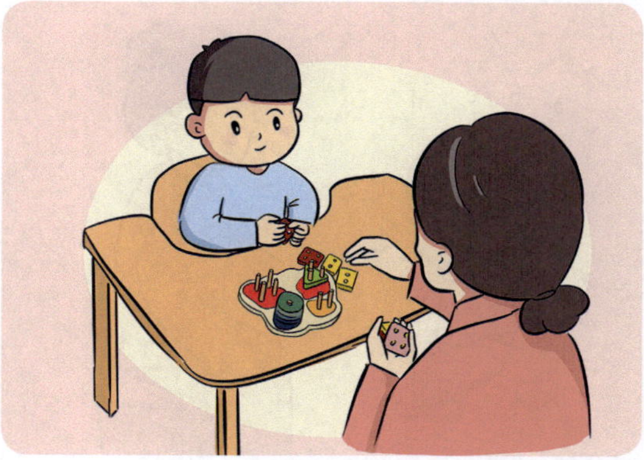

作业疗法

（3）物理因子治疗，利用声、光、电、磁、水、蜡、力等物理因子治疗，从而减轻炎症、缓解疼痛、改善肌力、抑制痉挛、提高神经系统兴奋性及促进局部血液循环障碍等。常用的治疗方法有电疗、水疗、超声波治疗、冷疗和热疗、电子生物反馈治疗等。

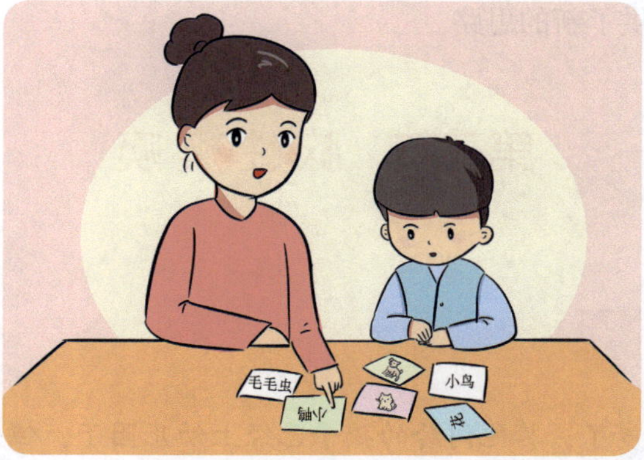

电疗、经颅磁治疗

（4）认知功能训练，通过视觉、触觉、听觉、嗅觉等多感官刺激训练，促进孩子的脑发育和提高认知功能。可进行一些提高注意力的游戏及训练来提高患儿的注意力水平，通过注意物体之间的联系，发展注意力的稳定性和注意的分配能力。也可以通过反复的听觉和视觉刺激，提高对外界事物的认知，加强记忆能力。

（5）言语-语言治疗，是对各种病因所致的语言障碍、吞咽障碍、认知障碍、交流障碍等进行的治疗。

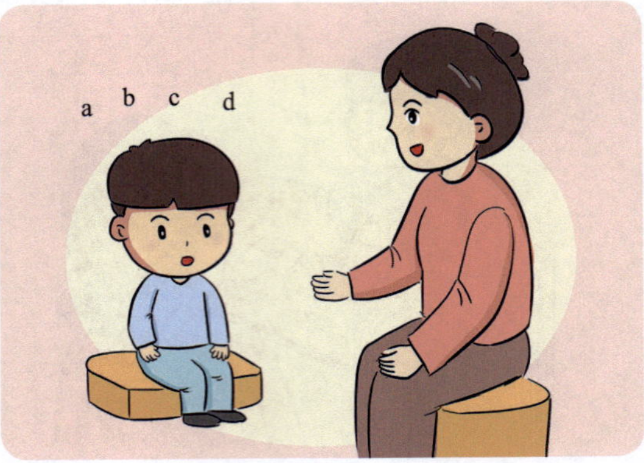

言语训练

（6）日常生活活动能力训练，包括对个人卫生、进食、更衣、如厕、移动及步行等方面的训练。

（7）中医康复，如针灸、推拿、药浴等传统康复治疗手段，具有舒经活络、增强体质等作用。

（8）新型康复技术，康复机器人、经颅直流电刺激和虚拟现实等技术为特殊障碍儿童的治疗提供了新的思路。

第三节　脑性瘫痪

案 例 导 入

孩子现在 3 岁了，其他同龄的孩子已经上幼儿园了，但是他现在不能独自站立，只能扶着站立，扶着栏杆行走；无法用语言交流，偶尔模仿发音，理解简单指令，如“给、拿、要”等，多以手势表达需求。带孩子到医院检查，诊断为脑性瘫痪。我想知道什么是脑性瘫痪？脑性瘫痪是什么原因引起的？脑性瘫痪有哪些表现？脑性瘫痪儿童的姿势如何管理？

一、什么是脑性瘫痪

脑性瘫痪简称脑瘫，是一组持续存在的中枢性运动和姿势发育障碍、活动受限症候群，这种症候群是由于发育中的胎儿或婴幼儿脑部非进行性损伤所致。常伴有感觉、知觉、认知、交流和行为障碍以及癫痫和继发性肌肉、骨骼病变等问题。

二、脑性瘫痪是什么原因引起的

1.先天性因素

（1）母体因素：如母亲妊娠期大量吸烟、酗酒、妊娠期感染、先兆流产、用药、妊娠中毒症等。

（2）遗传因素：双胞胎同时患脑瘫、家族中已经有脑瘫患儿再发生脑瘫的概率偏高。

2.围生期因素 低出生体重儿或巨大儿；早产；其他：胎盘功能不全、缺氧缺血、胎粪吸入、Rh或ABO血型不合、葡萄糖-6-磷酸脱氢酶缺乏症、高胆红素血症等也被认为与脑瘫有关。

3.出生后因素 创伤、感染、惊厥、缺氧缺血性脑病、颅内出血、脑积水、胆红素脑病、中毒等。

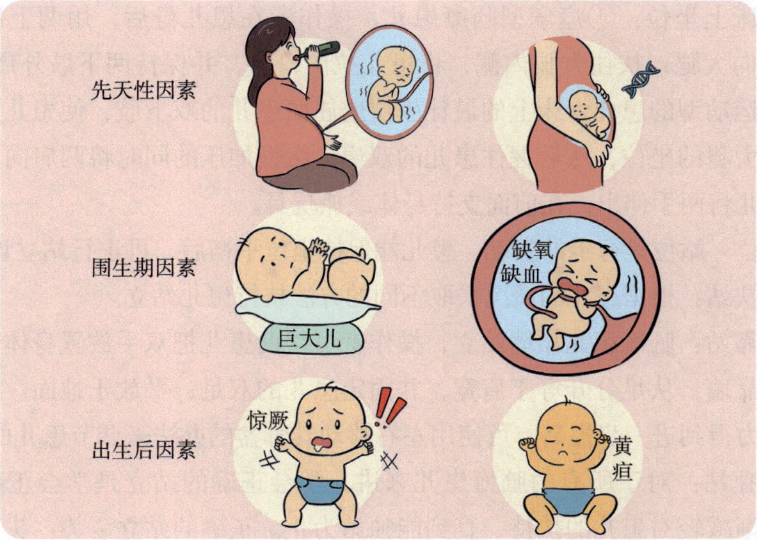

脑性瘫痪的原因

三、脑性瘫痪有哪些表现

1.脑瘫的典型表现

（1）运动功能障碍，早期以运动发育落后为主，姿势及运动模式异常。

（2）反射异常主要为原始反射消失或延迟，立直（矫正）反射及平衡（倾斜）反应延迟，肌张力和肌力异常。

2.其他表现 学习困难，视觉障碍，听觉障碍，语言障碍，癫痫，心理行为异常，饮食困难，流涎。脑瘫儿童因为活动少而导致大便干燥，与正常儿童相比，脑瘫儿童学习控制膀胱的能力很差。脑瘫儿童极易引起局部组织器官的感染，如肺部感染，泌尿系统感染等。

四、脑性瘫痪儿童的姿势如何管理

1.卧位 正确摆放体位，可保持正确姿势，从而纠正异常姿势、抑制异常运动模式。

2.抱姿 拥抱患儿可以刺激患儿的头部控制能力、纠正异常姿势。

3.睡姿 脑瘫患儿常不能保持头的中立位，应时常调整患儿的睡姿。

4.坐位

（1）椅或凳坐位：脑瘫患儿可通过坐椅子或凳子维持正确的坐位体位，进而使双下肢承重，提高整个身体的协调能力。

（2）床上坐位：①痉挛型脑瘫患儿，操作者在患儿身后，用两上肢从患儿双腋下伸向大腿，扶住大腿内侧，将患儿拉向自己，并保持两下肢外展的姿势；②不随意运动型的患儿，床上的最佳坐位应屈曲患儿的双下肢，使患儿形成一种腹部紧贴大腿的坐位，然后握住患儿的双肩，缓慢加压的同时将两肩向前向内推压，使患儿将两手伸出，在前面支持身体或抓玩具。

5.站位 站位是行走的基础，患儿能保持坐位平衡后，可进行站立训练。

（1）扶站：根据患儿的情况采取不同的方法扶持患儿站立。

（2）靠站：脑瘫患儿靠墙站立，操作者可帮助患儿把双手放置身体两侧，臀部、躯干靠墙，从足分开等于肩宽，并固定患儿的双足，平放于地面。为使患儿的平衡能力得到进一步提高，可使用左右移动其骨盆的办法来调节患儿的重心。

（3）独站：对于所有的脑瘫患儿来讲，学会正确的站立是学会正确行走的基础，逐渐减轻对患儿的扶持，直到能独站为止。正确的站立姿势：头部保持在正中位，上身挺直，髋、膝伸展，双腿稍分开，足掌平放在地面上，双足与肩同宽。

6. 扶行 患儿能独站后，可进行立位平衡训练。患儿能保持静态站立平衡后，可进行动态站立平衡训练，例如：让患儿站立时，身体向前、后、左、右倾斜，使身体重心向两侧髋、膝部转移，或让患儿双下肢在一前一后情况下，倾斜身体，令其一侧下肢承重的情况下，控制另一侧下肢向前做小幅度的跨步动作，双下肢交替进行。当患儿能够支撑这一动作之后让患儿脱离帮助自己站起并反复诱导，更好提高患儿的平衡能力及头、躯干、下肢的协调能力。

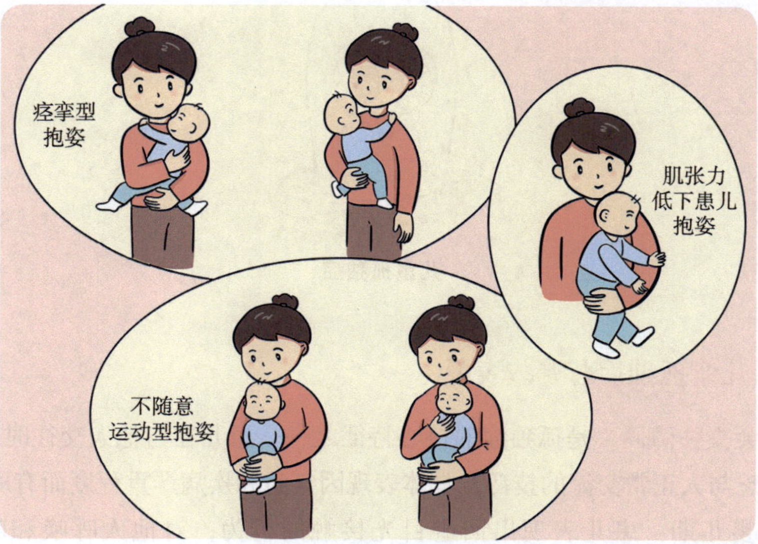

脑性瘫痪的抱姿

第四节 儿童孤独症

案例导入

我的孩子现在3岁了，没有主动言语表达意愿，社会交往也存在障碍，平日多动、脾气暴躁，喜欢转圈、看电视，不理人、自娱自乐。带孩子到医院检查，诊断为孤独症。我想知道什么是儿童孤独症？儿童孤独症有哪些表现？儿童孤独症家庭康复需要做什么？

一、什么是儿童孤独症

孤独症是一种常见的神经发育障碍性疾病，主要表现为沟通障碍、交往障碍、刻板性等，多数患儿还伴有不同程度的神经发育迟滞。

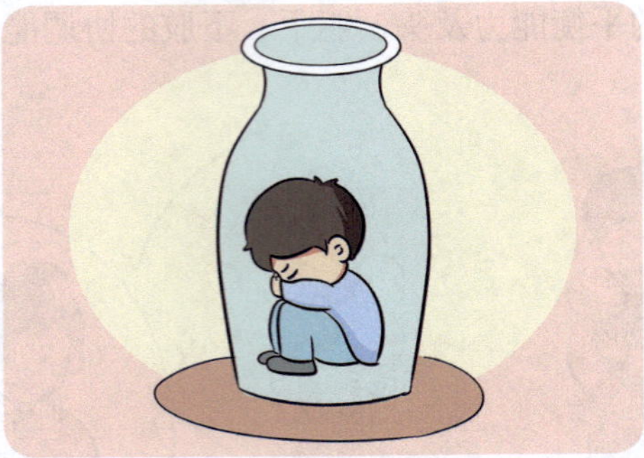

儿童孤独症

二、儿童孤独症有哪些表现

1. 社会交往障碍 是孤独症的核心特征之一，患儿在与他人交往时表现兴趣缺乏，缺乏与人正常交流的技巧，具体表现因年龄和疾病严重程度而有所不同。

（1）婴儿期：患儿表现出回避目光接触的行为，对他人呼唤和哄逗缺乏反应。

（2）幼儿期：患儿仍然回避目光接触，呼之不理，对父母缺乏依恋，对陌生人缺少应有的恐惧感，对同龄儿童的交往和玩耍缺乏兴趣，存在交往方式和技巧的问题，不会与他人分享快乐或寻求安慰，不能进行正常游戏，常拒绝参加集体游戏。

（3）学龄期：患儿与父母同胞之间建立起一定的感情，但缺少主动接触，倾向于自我娱乐，独来独往，经常按照自己的意愿行事，不容易理解和遵循一般的社会规则。

（4）成年期：仍缺乏社交技能，较难建立友谊、恋爱和婚姻关系。

2. 交流障碍 主要表现为言语和非言语交流障碍。

（1）言语交流障碍：孤独症患儿常表现为语言发育迟缓，部分患儿语言功能倒退，少数患儿终身无语言表达能力；言语理解能力不同程度受损，无法理解对方的语义内容，导致沟通和互动困难；言语形式及内容异常，常表现为答非所问、自言自语、重复刻板语言等；语言缺乏声调，语速、节律、重音等也表现异常。

（2）非言语交流障碍：患儿不会用点头、摇头以及手势、动作、表情、眼神表达想法，常以哭或尖叫代替。对于他人的手势、面部表情也无法理解。

3.狭窄的兴趣和刻板重复的行为方式

（1）兴趣范围狭窄和不寻常的依恋行为：表现为对某些物件或活动的特殊迷恋，如画面快速变化的电视广告、旋转的风车、独自转圈或无目的的来回奔跑。

（2）行为方式刻板重复：表现为坚持用同一种方式做事，固执地执行某些仪式行为，如坚持将物品放在固定位置，固定穿同一颜色衣物，只吃少数几种食物等。

（3）仪式性或强迫性行为：患儿常表现出刻板重复和怪异的动作，如来回踱步、自身旋转、频繁蹦跳、反复闻物品或触摸光滑表面等行为。病情严重者可出现破坏及自伤行为。

（4）其他功能障碍：多数孤独症患儿往往同时存在智力障碍、感知觉障碍、情绪行为障碍和睡眠障碍等其他功能障碍，部分患儿出现癫痫、注意力缺陷多动障碍等共患病。

（5）特殊症状：部分患儿在智力低下的同时可出现“孤独症才能”，如在音乐、计算、推算日期，机械记忆和背诵等方面超常表现。

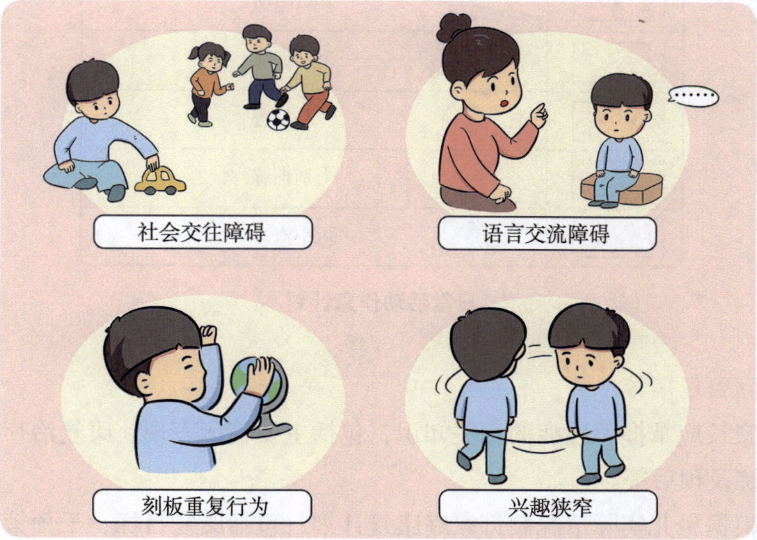

自闭症常见症状

三、儿童孤独症家庭康复需要做什么

早期诊断、早期干预、家庭参与、个体化、系统化、综合、长程治疗。

1.居家安全指导 应构建宽敞、舒适、安全的居家环境，保持室内空气流通。合理放置生活用具，日常生活中避免患儿接触危险物品，避免意外发生。外出活动时，对患儿加强看护，防止出现跌倒、走失等意外情况。

2.饮食指导 给予患儿进食高蛋白、高维生素、清淡易消化的食物，并建立规律饮食时间。当出现食物过敏或排斥时，注意观察患儿对食物的反应，避免可能引起不适或过敏的食物；对于有刻板重复行为或偏食习惯的孤独症患儿，尽量提供多样化的饮食选择，并逐渐引入新的食物，逐渐混合新食物到已接受的食物中来实现。

3.休息、活动指导 培养患儿正常活动作息时间，建立日常活动程序。外出活动时，防止患儿出现跌倒、走失等意外情况，可带领儿童参加合适的社交活动，促进其社会交往能力的提高。

我要做！		我完成了
8：30	早餐	✔
9：00	外出活动	
9：30	个别训练	
10：10	加餐	
10：30	个别训练	
11：10	玩小汽车	

日常活动作息计划

4.家庭康复指导

（1）家长应掌握孤独症的相关知识，包括主要临床表现、康复治疗方法、居家干预训练及预后等。

（2）根据患儿实际情况制订家庭康复计划，包括康复目标、干预策略、家庭活动和日常护理计划等，家长应坚持家庭康复训练，并将已有的成绩运用于日常生活活动中。

（3）家长应有效的沟通技巧，使用简明扼要的语言、视觉辅助工具（如图片、图表）来帮助患儿理解和表达自己的需求和想法；使用可视化工具（如日程表、图表）等为患儿建立日常例行事项和规则，帮助他们理解和预测日常活动；为患儿提供替代行为或活动，分散其注意力，减轻刻板重复行为；鼓励患儿与他人合作、分享兴趣爱好，以建立良好的社交互动。

（4）家长应注意自己的身心健康，并找到适合自己的方式来减轻压力和疲劳。

第五节　智力障碍

案例导入

我的孩子现在快7岁了，主要问题是言语表达不好，认知发育也落后于同龄其他孩子，到医院做了相关检查，其中韦氏智力测试结果为总IQ45，医师诊断为“智力障碍”。我想知道什么是智力障碍？智力障碍有哪些表现？面对这类孩子，家长应该怎么做呢？

一、什么是智力障碍

智力障碍（intellectual disabilities，ID）是指发育时期内的智力明显低于同龄儿童正常水平，同时伴有社会行为缺陷的发育障碍性疾病。

二、智力障碍的表现及分级

1. 智力障碍的表现

（1）认知功能障碍：认知功能障碍是最常见的功能障碍，主要包括社会行为障碍、注意力障碍、记忆障碍、思维障碍、交流沟通障碍及执行功能障碍。具体表现为婴儿时期对外界的反应较差，幼儿时期不会独自玩耍，在学龄前和学龄期，无法正确辨认周围的事物，注意力不集中，不能持续地专注于人或事物，记忆能力差、缺乏逻辑、理解、推理及判断能力；不能准确情感的表达，交流沟通能力差。无法执行和完成简单或复杂的指令。

（2）适应行为障碍：适应行为受限是诊断智力障碍的必备条件，主要表现为生活自理能力、自我管理能力等方面的障碍。

（3）语言功能障碍：常表现为语言发育迟缓、语言理解障碍、语言表达障碍、构音障碍等。

（4）情绪情感障碍：主要表现为情绪不稳定、易冲动、大哭大闹及情感控制能力差。

（5）运动功能障碍：智力障碍患儿在早期就可出现运动功能障碍，其粗大运动和精细运动发展滞后于同龄儿，同时运动协调性较差。

2. 智力障碍的分级 使用韦克斯勒智力量表对患儿的言语理解、知觉推理、工作记忆等进行评估，测试总智商＜70分考虑智力障碍。根据智商的高低和临床表现，将智力障碍分为四个等级：

分级	智商	心理年龄	表现
轻度智力障碍	50～69分	9～13岁	可入普通学校学习，学习成绩差、常不及格；只能完成较简单的手工劳动，交流、对话和语言不成熟，社交存在困难，生活能自理
中度智力障碍	35～49分	6～9岁	学习技能明显缺陷，不能适应普通学校学习。语言发展落后，在社交与沟通行为方面表现出与同龄人的明显差别。可学会简单自理生活，较复杂的日常生活还需要人帮助或提醒
重度智力障碍	20～34分	3～6岁	明显的运动损害或其他相关的缺陷，不能完成学习和劳动；不能进行有效的语言交流，可以理解简单的对话和肢体沟通，生活不能自理，所有的日常生活活动都需要帮助
极重度智力障碍	20分以下	3岁以下	社会功能完全丧失，不会逃避危险，交流中个体的理解非常局限，不能进行有效的语言交流；生活不能自理，日常护理、健康及安全需依靠他人

三、智力障碍的居家康复护理

1. 感知觉训练 利用卡片、玩具引导患儿追物，还可进行涂色、拼图、区分颜色等视觉训练；对患儿进行各种听觉刺激训练，如与其说话时，改变音调让他们辨别，用不同节奏拍手让他们模仿，播放不同的声音，引导其辨认；使用毛刷、触觉球等对患儿皮肤进行各种感觉刺激，也可引导患儿用手触摸各种材质的物品。

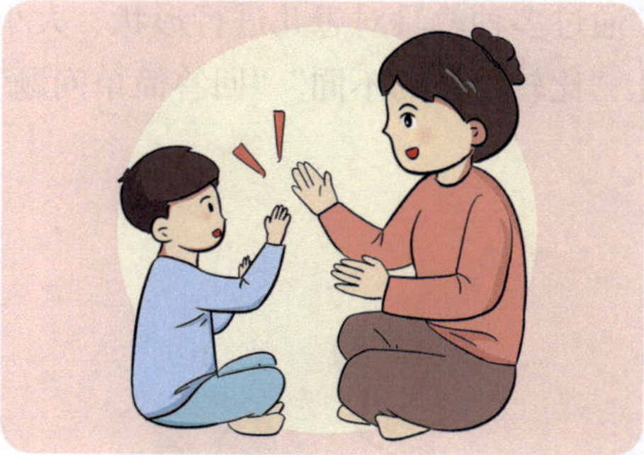

感知觉训练

2.注意力训练　注意力训练时，家长需用声音吸引患儿的注意力，如要求患儿“看着我的眼”，并反复提醒，患儿稍有进步时立即给予表扬或奖励。可采用游戏设计的方式创造轻松愉悦的氛围，强化患儿的注意力。

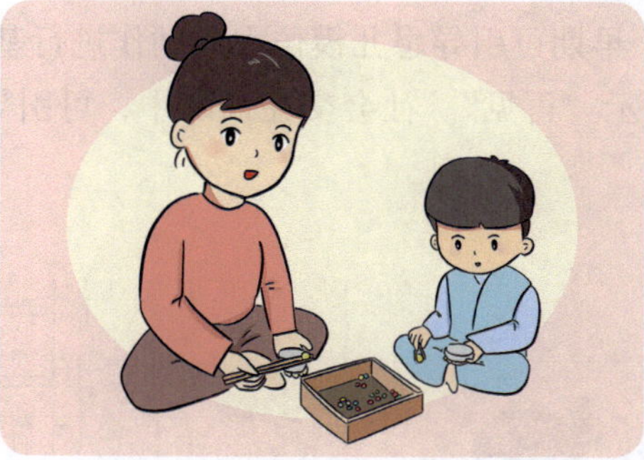

注意力训练

3.记忆力训练　可通过视觉、听觉的反复联系，采用图像法、联想法、故事法等方法帮助患儿记忆，也可利用多媒体技术，强化患儿的记忆训练。

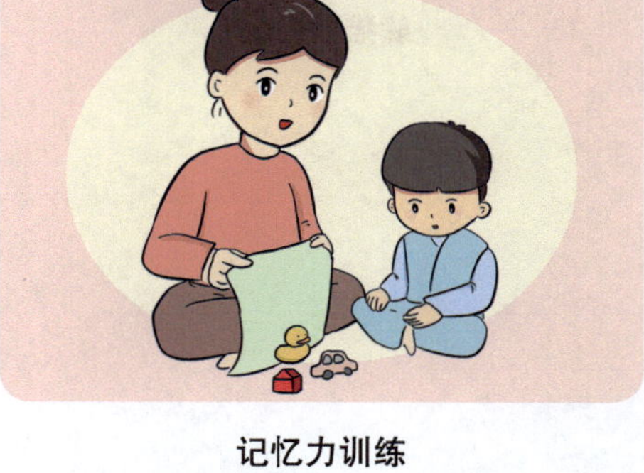

记忆力训练

4. 思维能力训练 通过多种教具对患儿进行形状、大小、多少的形象思维引导训练，也可引导患儿“比较物体的不同”“回答简单问题”，训练其观察、分析和判断能力。

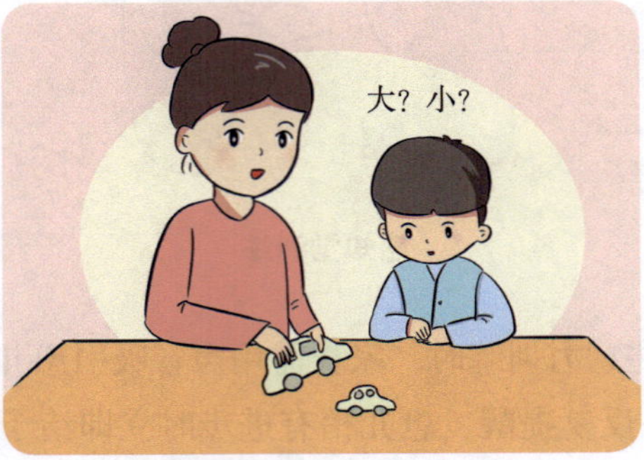

思维能力训练

5. 社会行为训练 早期可引导患儿模仿大人动作进行基本行为训练，如拍手表示“欢迎”，挥手表示“再见”。社会交往训练中，可引导患儿认识家庭成员，玩躲猫猫游戏等。

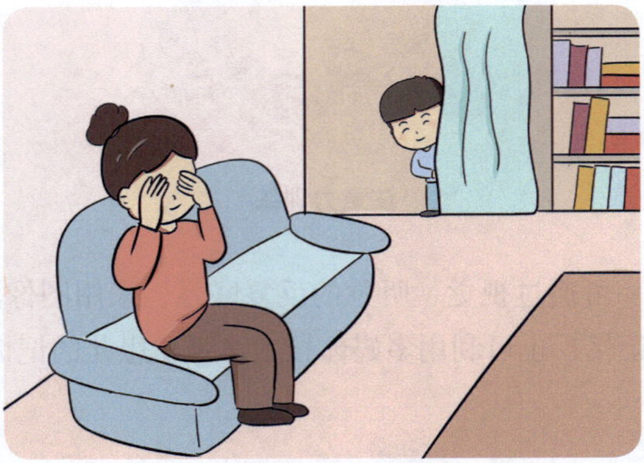

躲猫猫游戏

第六节　语言发育迟缓

案例导入

贝贝（化名），女，3岁7月，足月剖宫产出生，出生体重3800克。有癫痫病史，规律服药中。目前仅能说2～3字词，偶尔能说双音，吐字不清，主动表达少，环境适应性差，注意力不集中，多动，简单指令能理解，能指认少数常见生活物品。医院诊断为语言发育迟缓。

一、什么是语言发育迟缓

语言发育迟缓是指儿童在语言发育阶段，其语言的理解和表达未达到同年龄儿童相应的水平，是儿童时期最常见的发育性问题之一。儿童的主要表现说话晚

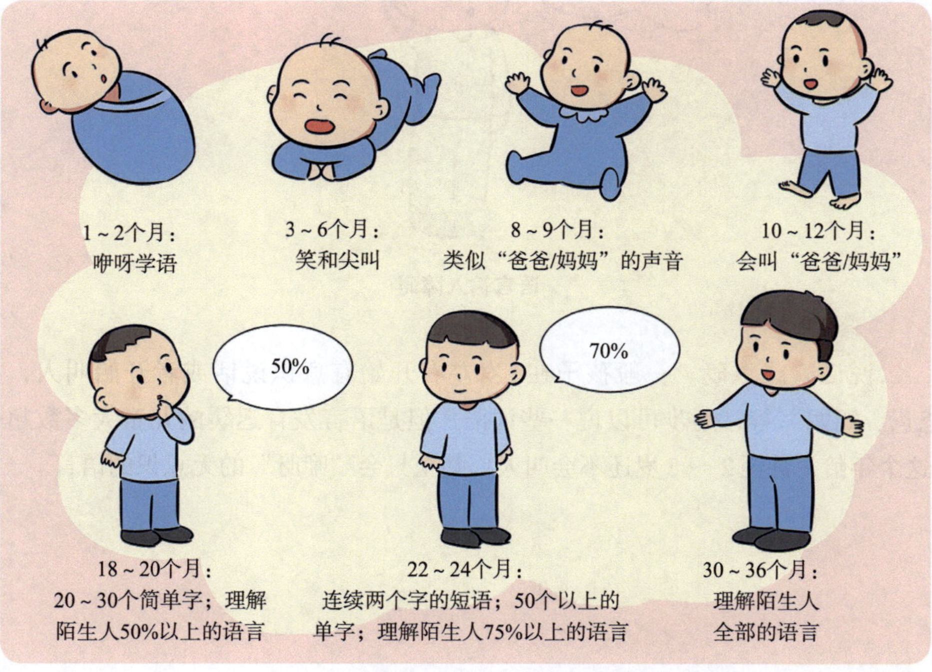

正常婴幼儿的语言发育

或很晚、说话不清楚、语言理解困难、语言表达障碍等，可伴有社会适应能力低下、交际能力受损、多动、注意力不集中等症状。

二、为什么会发生语言发育迟缓

语言发育迟缓的病因包括认知障碍、特发性语言障碍、构音器官疾病、行为障碍、环境因素等。认知障碍是最常见的原因之一，患儿无法理解事和物，而导致无法用言语表达；特发性语言发育障碍的病因目前尚不清楚，可能与脑组织的某些感知功能相关，一般认为主要由先天因素所致。因此，语言发育迟缓可能是智力低下、孤独症、脑性瘫痪等疾病的早期表现或伴随症状。

三、语言发育迟缓有什么表现

1. 语言的输入障碍 语言发育迟缓的大多数儿童都存在听觉输入（听语理解）的困难，比如不太能听懂单个的字、词语或者整句话的意思。

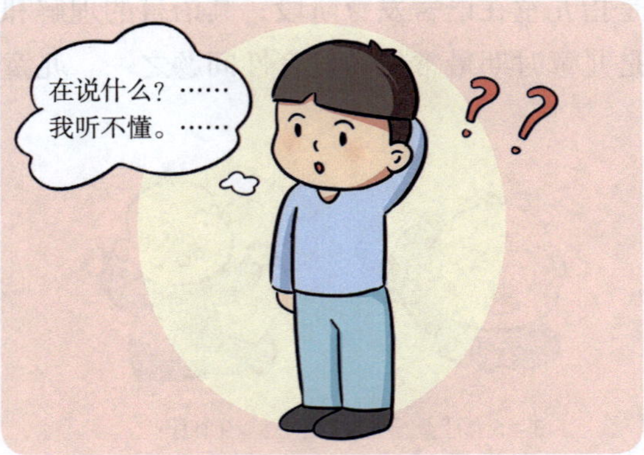

语言输入障碍

2. 说话晚或很晚 一般孩子在1岁左右开始有意识说话或者开始叫人，如“爸爸、妈妈”等，逐步可以说一些词语，但是语言发育迟缓的儿童大多数超过了这个年龄，甚至2～3岁还不会叫人，甚至只会“咿呀”的无意识的语言。

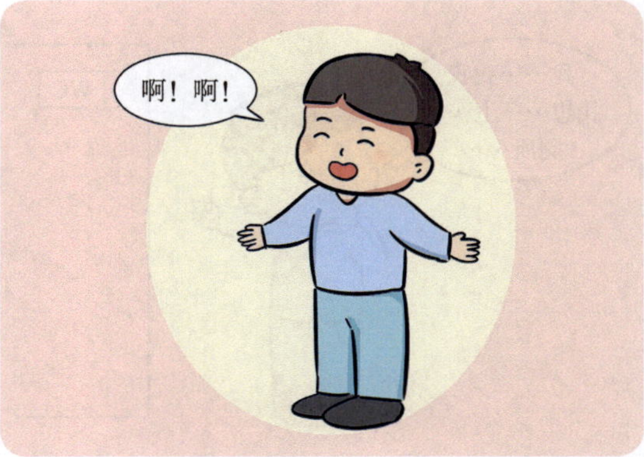

语言发育迟缓

3.语言发育慢或出现停滞　有些患儿开始学说话的时间同正常儿童差不多，但是随着他们慢慢长大，学会新词和句子的速度就比同龄人慢了，甚至出现语言能力停止进步或者比之前还差了的现象。

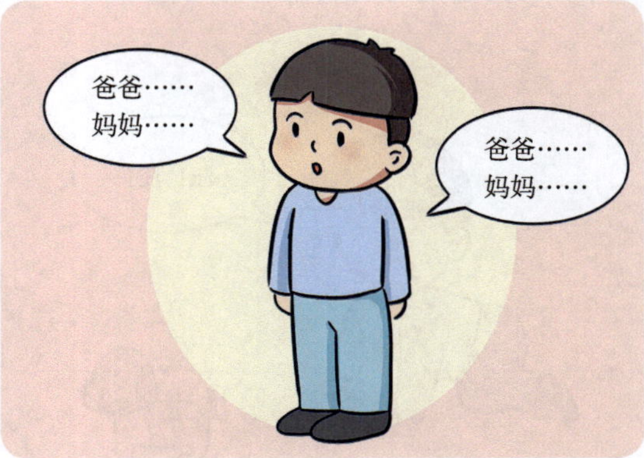

语言发育慢

4.语言技能较低　部分患儿已经会一些词，也能用句子来表达自己，但是他们用词和句子的方式比起同龄孩子的水平要差一些。简单来说，就是他们虽然能说话，但是用的词和句子没有其他孩子那么丰富和准确。

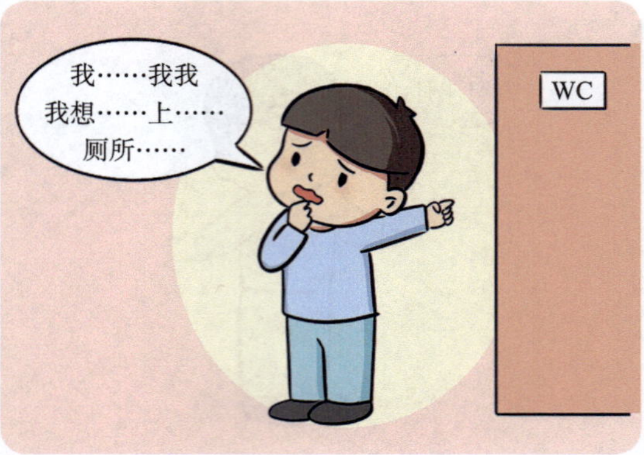

语言技能较低

5. 词汇量少，句子简单 部分患儿词汇量少，他们不太会用完整的句子来表达自己的想法，常需要加上很多手势、身体动作，或者模仿声音来使别人理解他们的意思；一部分年龄较大的儿童，只能说一些很简单的句子，说话能力比起同龄的孩子来说要弱一些，在语言能力方面低于同龄儿童。

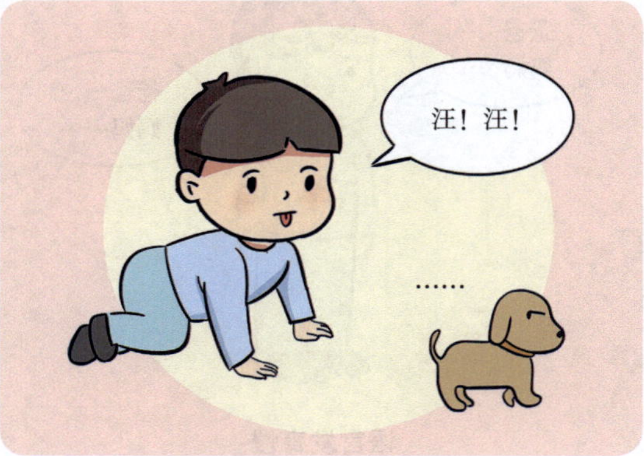

词汇量少

6. 回答问题反应差，遵循指令困难 部分儿童在会话的过程中，对别人提出的问题反应不够快；还有些孩子因为不太能听懂别人说的话，或者注意力不集中，导致无法按照别人的指示做事情。

四、语言发育迟缓该怎么处理

如果您的孩子出现了说话晚或很晚、说话不清楚、语言理解困难、语言表达障碍等语言发育迟缓的表现，尽早到医院儿童康复专科就诊，以明确诊断及综合康复治疗，最大限度改善患儿预后。

爸爸妈妈最好也加入到帮助孩子康复的活动中来，同时，鼓励孩子多和同龄的小朋友一起玩，多交流，这样对他们的康复和将来的发展都有好处。

五、家长应该怎样参与才能帮助孩子恢复呢

1.在生活中进行训练 家长可将训练时所教的内容应用于生活场景中，在不同的环境中对患儿进行训练，如家里、游乐场、公园等。比如，家里的家具、玩具等用品都可以和孩子一问一答的方式进行训练，同时，在患儿正确反应后，及时给予奖励来强化这个语言表达。

2.手势语训练 在日常生活中，家长可以根据患儿的行为和需求，边说话边做一些手势，然后让孩子模仿这些手势，慢慢地把这些动作变成固定的手势语言。比如，当孩子要吃饭时，家长可以做一个“吃饭”的手势，并反复练习这个动作，直到孩子习惯这个手势，在以后的生活中，家长可以用这个手势来引导孩子，帮助他们做出相应的反应。这样可以让孩子更容易理解和表达自己的需求。

3.游戏训练 家长可以根据患儿的年龄及自身情况，在训练中适当地加入游戏，让患儿在轻松、愉快的氛围中训练。比如，拿出患儿熟悉的玩具或物品，让患儿说出它们的名字，并逐渐增加难度，让患儿描述物品的颜色、形状或用途；教患儿一些简单的动作，如“跳”“跑”“爬”等，并让他们模仿，通过动作游戏，让患儿学习动词和理解语言与动作的联系。

4.音乐训练 家长可以选择简单的儿歌，和患儿一起唱歌，同时配合简单的舞蹈动作，通过唱歌和律动，患儿可以在愉快的氛围中学习语言节奏和旋律；也可在日常生活中，如吃饭、洗澡时播放背景音乐，并鼓励患儿参与唱歌，使患儿在自然的环境中学习和使用语言。

第七节 先天性马蹄内翻足

案例导入

豆豆（化名），出生后第8天，爸爸给宝宝换尿布时，发现宝宝双足内翻。家长自行用手扳正双足，仍不见效果。随后，家长带宝宝到医院就诊，诊断为先天性马蹄内翻足。

一、什么是先天性马蹄内翻足

表现为患儿出生后一侧或双侧足呈现程度不等的足内收、内翻、踝关节下垂畸形，严重时患儿行走时足背外侧负重，负重区产生滑囊及胼胝，胫骨内旋加重，畸形逐渐加重。

1.主要症状 足前内翻、内收，足跟内翻，踝与距下关节跖屈呈马蹄畸形，有时伴有高弓畸形。

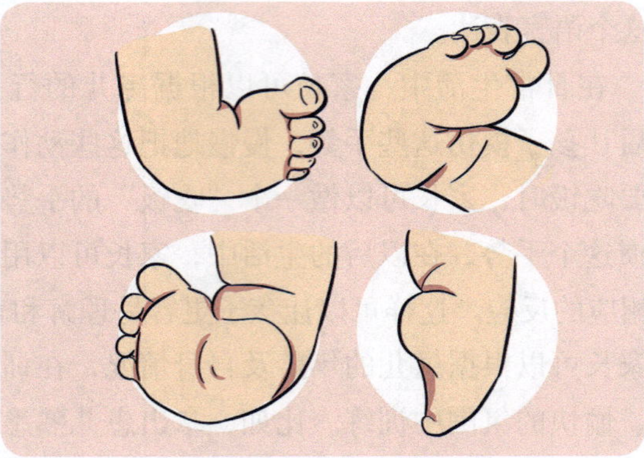

先天性马蹄内翻足的表现

2.治疗方法

（1）非手术治疗：首选Ponseti矫正或手法扳正。

（2）手术治疗：①皮下跟腱切断术。适用于新生儿矫正后足下垂畸形。②跟腱延长术。对年龄较大或僵硬严重者，后足下垂畸形不能用手法矫正者可采用跟腱延长术。③肌腱移植术。畸形严重或复发者可行胫前肌外移或胫后肌移植术。④足内后侧软组织松解术。适用于内后侧软组织挛缩明显，单纯手法与石膏不易矫正者。

二、术后护理要点及功能锻炼

1.患肢远端血液循环、感觉、足趾的活动、肿胀情况。

2.石膏内皮肤瘙痒时禁止患儿及其家属使用硬物搔抓，以防损伤皮肤继发感染。

3.术后24小时，指导患儿开始主、被动足趾伸屈锻炼。

4.每日被动按摩足部，背伸外翻活动踝关节，动作轻柔，持续5～10分钟，每天2次。

5.外固定解除后嘱患儿2周内在床上训练，活动关节，做抬腿及肌肉收缩训练。2周后，在家长的保护下做行走训练。

6.术后1个月门诊复查。

第11章

小儿骨科疾病

第一节　肱骨髁上骨折

案例导入

明明（化名），5岁，玩耍时不慎跌倒，当即感左肘关节肿痛伴活动受限，逐渐出现肘关节肿胀，家长携患儿到医院就诊，诊断为肱骨髁上骨折。

一、什么是肱骨髁上骨折

肱骨髁上骨折是肱骨干与肱骨髁交界处发生的骨折。可并发血管损伤、缺血性挛缩，晚期患儿可出现肘内翻等畸形。临床表现为患儿有明显的外伤史，以患肢疼痛、肘部肿胀及活动受限为主，有时可出现皮下淤血和皮肤水疱。

1. 主要症状

（1）关节肿胀、压痛明显、出血、活动受限、关节畸形、皮下瘀斑。

（2）患侧上臂反常活动，骨擦音、骨擦感。若合并桡神经损伤，可出现患侧垂腕畸形，各手指、掌指关节不能背伸，拇指不能背伸，前臂旋后障碍，手背桡侧皮肤感觉减退或消失。

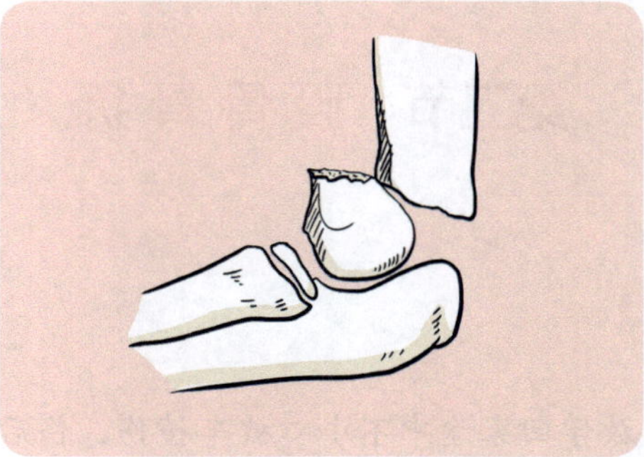

肱骨骨折畸形

（3）患儿易产生自卑、害羞，自尊心受损等心理改变。

2.治疗方法

（1）无移位骨折：单纯前臂中立位长石膏托固定4～6周。

（2）有移位的Ⅱ型骨折：通常闭合整复即可使骨折复位，经皮克氏针固定和屈肘石膏托固定（内固定+外固定）。

（3）完全移位骨折：采用闭合复位、经皮克氏针固定；骨折手法复位困难，须行切开复位内固定。

二、术后护理要点与功能锻炼

1.观察石膏固定情况、肢端血供、感觉、活动、神经有无损伤。

2.伤口的肿胀术后48小时达高峰期，逐渐消肿。根据肿胀程度随时调节外固定的松紧度，防止血液循环障碍引起患肢缺血性肌挛缩或骨筋膜室综合征发生。

3.术后第一周，患儿可进行骨折远端关节的伸、屈活动，如手指的屈伸及握拳动作及上肢肌肉的等长舒缩活动。

4.术后第2～4周，逐渐进行骨折处两端关节的伸、屈活动，但严禁旋转活动。

5.术后4周后，根据X线结果，拆除外固定，可逐渐进行受伤部位伸屈、旋前、旋后动作，直至关节全范围的运动。

第二节 股骨骨折

案例导入

小敏（化名），放学回家途中不小心被车撞伤，伤后大腿疼痛难忍，活动受限伴有畸形短缩，立即送往医院就诊，诊断为股骨骨折。

一、什么是股骨骨折

股骨骨折是指股骨的完整性或连续性中断，包括股骨近端、股骨干、股骨远端骨折。多由直接或间接暴力所致，主要为直接暴力，如机动车撞伤、重物砸伤等；间接暴力如高处坠落、运动性损伤等。

1. 主要症状 患儿有明显外伤史，伤后患肢疼痛、肿胀明显、畸形短缩、活动受限、或有异常活动，部分患者局部可见大血肿、皮肤剥脱等，少数患儿有休克症状。

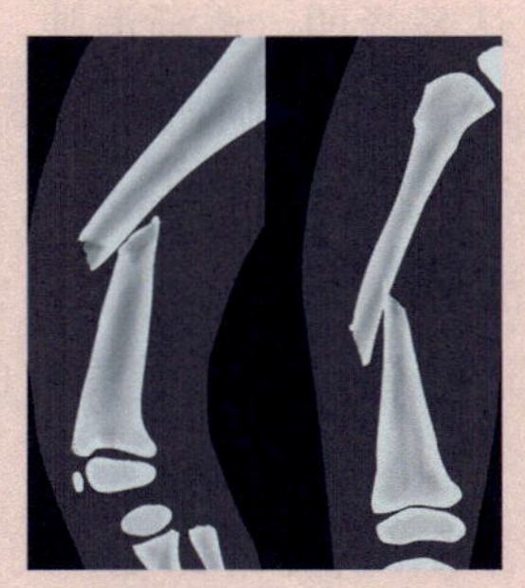

股骨骨折X线片

2. 治疗方法

（1）非手术治疗：2～4岁多采用牵引复位加石膏或支具固定。

（2）手术治疗：适用于非手术治疗失败、不稳定性骨折、开放性骨折、病理性骨折及伴有多发伤的患儿。

二、护理要点与功能锻炼

1. 观察患肢血供、肿胀程度。保持石膏清洁干燥，勿向石膏中塞异物。注意保护皮肤，以防发生损伤。

2. 患儿洗漱过程切勿浸湿石膏。

3. 术后当日，被动行足趾的屈伸训练。

4. 术后次日，行踝关节的屈伸训练，力度应轻柔。可用手轻挠足底使其主动行股四头肌锻炼，锻炼次数和力度逐渐加大，但应以患儿耐受为度。每天练习10次，促进局部血液循环，防止肌肉萎缩。

5. 早期多鼓励患儿做足趾的自主活动，足踝关节背伸，股四头肌收缩活动。

6. 出院后动态观察足踝关节活动情况，发现问题及时处理，遵医嘱不断调整锻炼时间、次数并按时复诊。石膏拆除后遵医嘱行康复训练。

第三节 脊柱侧弯

案例导入

旋旋（化名），6岁，腰背部畸形3年，家长无意中发现孩子双肩不等高，右侧后背隆起，孩子未诉疼痛，家长很担心，携患儿到医院就诊，诊断为脊柱侧弯。

一、什么是脊柱侧弯

脊柱侧弯是脊柱的一个或数个节段向侧方弯曲，并伴有椎体旋转的三维脊柱畸形，国际脊柱侧弯研究会建议应用Cobb法测量站立正位X线片的脊柱侧方弯曲，如角度大于10°为脊柱侧弯。

1. 主要症状

（1）躯干姿势变形，双肩不等高，胸部及腹部肌肉萎缩，腰背部疼痛，椎体、棘突、椎板及小关节改变，椎间盘、肌肉韧带及肋骨改变。

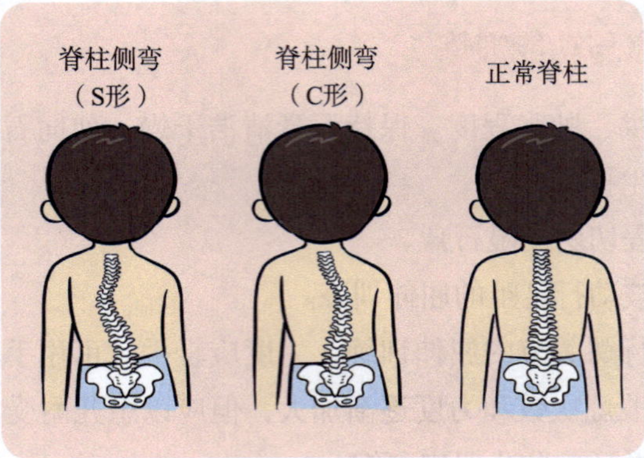

脊柱侧弯

（2）患儿形体偏斜、身体不直，影响外貌和身材，易产生自卑、自尊心受创导致社交障碍或自闭症。

2.治疗方法

（1）非手术治疗：石膏及支具治疗。术前牵引。

（2）手术治疗：融合手术（前路，后路），非融合手术（生长棒，VEPTR技术，导向技术）。

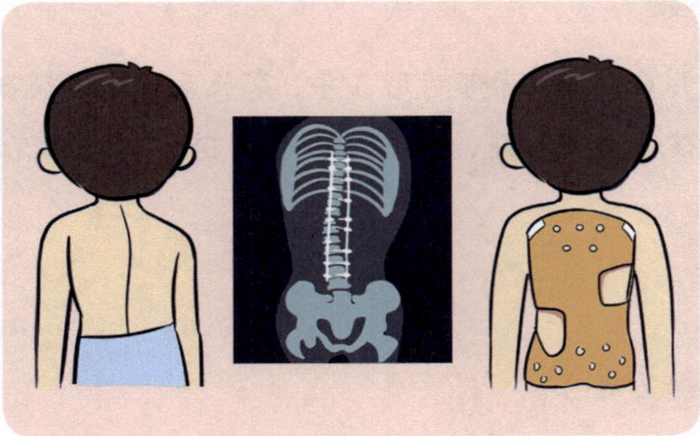

脊柱侧弯术后图

二、术后护理要点与功能锻炼

1.术后第1天，严密观察伤口局部有无渗血、血肿出现，平卧12～24小时，避免对脊柱伤口、血管神经等造成压迫。12～24小时后可进行侧卧与平卧交替睡姿。

2.术后一般要求卧床休息3～5天，每2小时给患儿翻身一次，以免压力性损伤，翻身过程中需对患儿进行轴线翻身，避免术中内固定扭曲造成松动、脱位。

3.恢复后，一般不建议俯卧，会造成胸腔的压迫，影响呼吸和睡眠情况。

4.术后第1天，主动背伸踝关节，双上肢上举运动。

5.术后第2天，主动屈膝、屈髋运动，双下肢直腿抬高运动。

6.术后第3天，加强腹肌、背肌运动，腹部收缩运动时紧缩下腹及臀部肌肉，收缩5秒后放松5秒。

7.术后1周，X线片显示内固定正常后，协助患者佩戴固定器逐渐半卧位坐起。

8.术后2周，佩戴固定器在家属的扶持下离床活动，逐渐到房内近距离行走。

三、术后居家注意要点

1.术后严密观察肢体感觉、运动功能，发现双下肢疼痛、麻木或运动障碍，应立即到医院就诊。

2.指导及鼓励患儿进行呼吸功能训练。每2小时轴线翻身1次，以脊柱侧弯的凹侧45°斜侧卧位和平卧位交替。

第四节　先天性肌性斜颈

案例导入

欣欣（化名），1岁6个月，家长照顾时发现欣欣脖子和同龄小朋友比较旋转僵硬，不爱活动头颈部，带欣欣到医院就诊，诊断为先天性肌性斜颈。

一、什么是先天性肌性斜颈

先天性肌性斜颈是指一侧胸锁乳突肌挛缩所致肌性斜颈，由于胸锁乳突肌的牵拉致颈部歪斜、头偏向患侧，同时下颌转向健侧，形成特殊的姿势畸形。

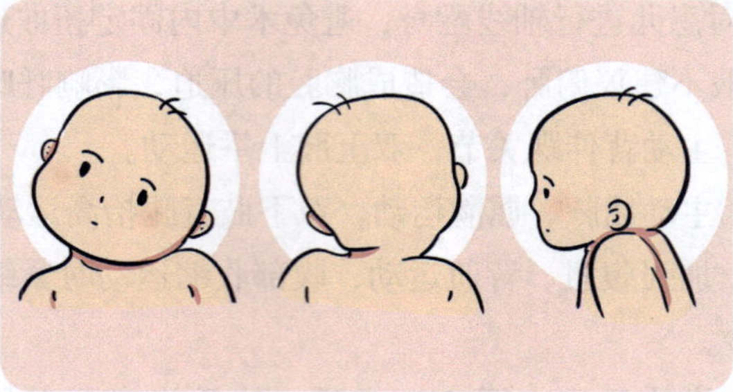

先天性斜颈

1. 主要症状 婴幼儿期未合理治疗，随年龄增长畸形加重，疗效随之降低，给患儿身心带来不良影响。2岁后，头面部发育变形，患侧面颊变小，外眦口角距离缩短，双眼不在同一水平，继而出现斜视，颅骨偏转变形，前额狭窄。久之，颈椎、胸椎出现继发侧弯。

2. 治疗方法 早诊断、早治疗是预防继发头、颜面、颈椎楔形畸形的关键。

1岁以内，尤其是6个月内的婴儿适用于非手术治疗，按摩牵拉疗法，姿势矫正法。

1岁以上、非手术治疗无效的患儿采用手术治疗。

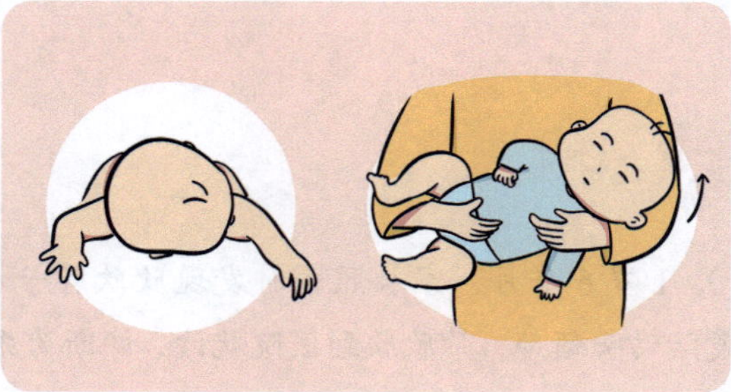

姿势矫正法

二、术后护理与功能锻炼

1. 固定患儿双肩，将患儿的头转向患侧4次，再向健侧转1次为1次转头，共转头5次，要求角度不超过90°，力度轻柔。

2. 患儿头向健侧侧屈，使健侧耳垂接近肩部，每次15～20次，3～4次/日。

3. 功能锻炼至少保持6个月，以防止畸形复发。

4. 牵引过程中，注意观察下颌角皮肤情况，可在下颌角垫上软布、毛巾、小棉垫等，以免下颌角长期压迫导致压伤。

5.牵引中保持头、颈、胸部成一条直线，切勿扭曲身体。

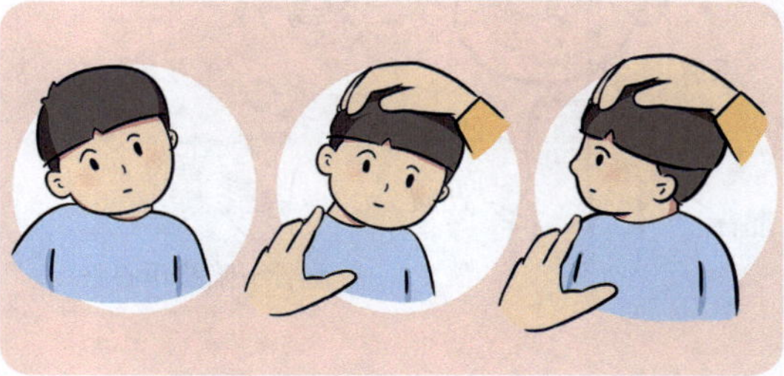

术后功能锻炼

第五节 漏 斗 胸

案 例 导 入

玥玥(化名),11岁,自幼发现前胸壁凹陷,自认为所有小朋友都和他一样,家长也未引起重视。随着患儿发育加快，凹陷加重，常出现运动后哮喘、心悸、心前区疼痛。随后，家属携患儿到医院就诊，诊断为漏斗胸。

一、什么是漏斗胸

漏斗胸是小儿最常见的胸壁畸形，指部分胸骨及相邻肋骨向后凹陷。

1.主要症状

（1）表现为胸骨、肋骨凹陷，称漏斗状，腹前凸，颈肩前倾，背圆或平，年长患儿诱发脊柱侧弯。由于患儿胸腔前后径变短，心肺受压，患儿常出现运动后哮喘、心悸、心前区疼痛等，患儿喜静而少动，随着年龄增长，畸形日渐严重，影响生长发育。

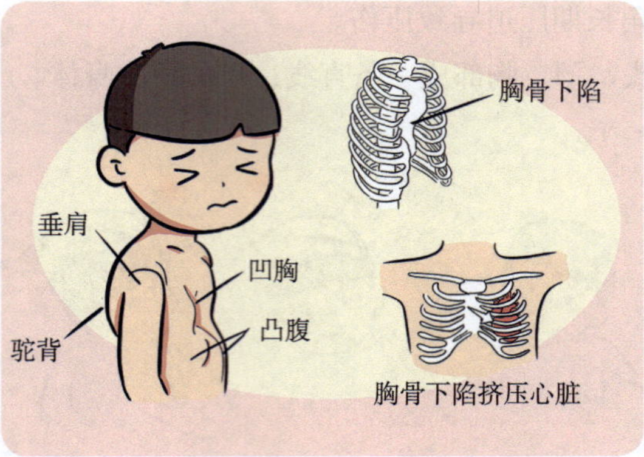

典型漏斗胸

（2）患儿易产生自卑、自尊心受损，严重者可导致社交障碍或自闭症。

2.治疗方法 手术治疗矫正胸廓畸形，以3～5岁为宜，中度以上则有手术指征。手术方法是Nuss微创漏斗胸矫正术，改善肺功能，消除患儿因畸形造成的心理障碍。

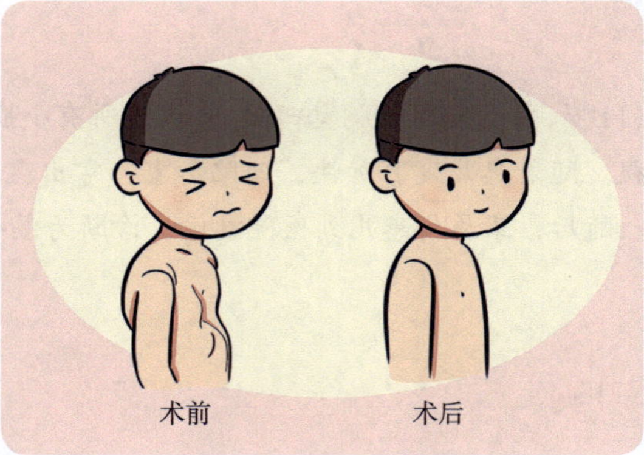

手术前后对比图

二、术后如何有效咳嗽、排痰

1.尽量避免过度用力咳嗽，避免剧烈活动，保持良好姿势。

2.缓慢深呼吸，配合物理疗法缓解症状，如温湿热敷胸部、翻身拍背，通过胸廓的震动或体位引流促进痰液咳出。

3.采用雾化吸入稀释痰液黏稠度，缓慢深呼吸，咳出痰液。

三、术后人工阻力训练

1.通过吹气球调整呼吸阻力，逐渐增加气球体积，提高呼吸阻力。5分钟/次，3次/天。

2.吹气球过程中，如出现头晕、心慌、呼吸困难等症状，应立即停止训练。

3.遵循循序渐进原则，逐渐增加训练强度。

四、术后居家护理要点

1.患儿睡觉时尽量保持仰卧位，勿侧卧，盖被轻薄，衣服不宜过紧，尽量避免胸部负重，以巩固远期疗效。

2.术后3个月内，避免剧烈体育活动，防止胸部变形，防止跌倒等。

3.手术3个月后，坚持做扩胸运动。

4.家长要及时纠正患儿的颈肩部前倾、驼背等不良姿势，指导患儿站立、行走时应抬头挺胸，去除不良习惯。

5.定期复查（术后1个月、3个月、6个月），2～4年后取出钢板。

第12章

常见肿瘤

（视频：儿童肿瘤是什么？）

第一节　儿童白血病

案例导入

小明是一位7岁的男孩，活泼可爱，但他最近食欲不好、面色比较白、低热，还经常爱流鼻血，全身还有瘀斑。妈妈起初以为是感冒了不舒服，给小明服用了一些抗病毒的药物后，仍然发热，于是妈妈便带小明到医院进行检查。血常规检查结果提示：贫血，血小板减少，可见幼稚淋巴细胞。医师考虑：急性白血病？这个消息对小明和他的家庭来说无疑是一个巨大的打击。

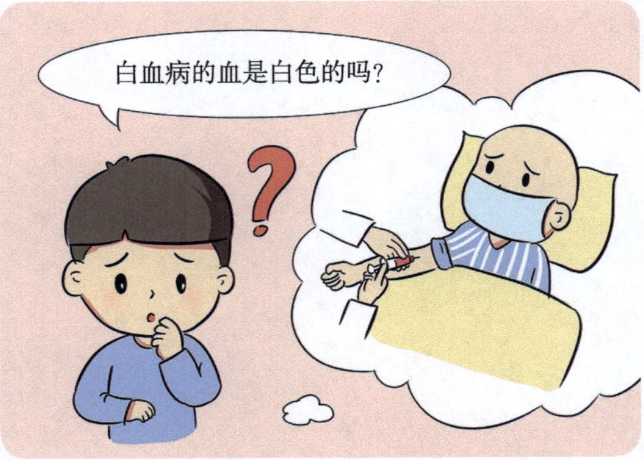

白血病是什么

一、白血病确诊的主要检查方法

骨髓检查是确诊白血病的重要依据。骨髓穿刺后给予局部按压，预防出血，保持穿刺点清洁干燥，如有渗血及时更换敷料，24小时后可揭去敷料。

二、哪些原因会导致儿童白血病

白血病的病因属于一个多因素、多基因、多阶段的过程。目前儿童白血病发病原因和机制尚未明确，主要包括了放射性物质接触、化学品接触、病毒感染、环境因素及遗传因素。

三、儿童白血病能治愈吗

随着医疗技术的发展，治疗白血病的新药物不断涌现，化疗方案和治疗方法不断改进，白血病的预后明显改善。尤其是造血干细胞移植技术和方法的不断改进，移植成功率逐渐增高。目前儿童急性淋巴细胞白血病缓解率可达95%以上，治愈率已达80%，已成为一种可以治愈的恶性肿瘤。

（视频：什么是造血干细胞）

四、儿童白血病的治疗主要有什么方法

目前儿童白血病的治疗主要是化学药物疗法为主的综合治疗。原则是早诊断、早治疗、分阶段长期规范化治疗，应用造血干细胞移植等。持续完全缓解2～3年的患儿可停止化疗。

用化学药物治疗癌症，就是化学药物进入身体后，杀死那些快速生长的癌细胞，帮助机体对抗癌细胞。不过，化疗药物在杀死癌细胞的同时也会对正常细胞造成一些伤害，所以会有一些副作用。

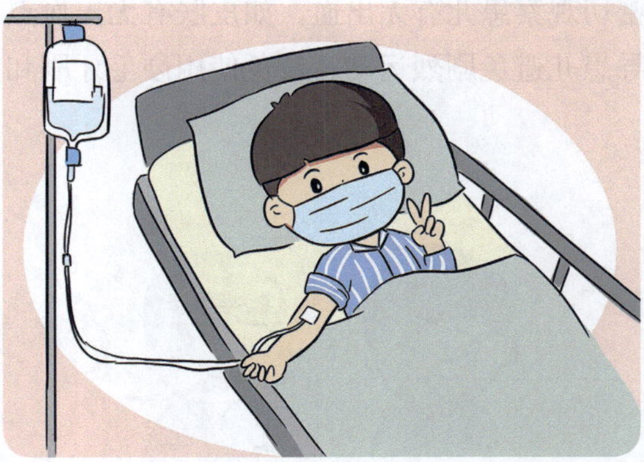

白血病化疗

五、儿童白血病如何护理

1. 休息与活动 白血病患儿常伴有贫血、出血等症状，需要根据病情，适当休息和活动，对于严重贫血及血小板减少的需要卧床休息，但长期卧床休息，易发生肌肉萎缩及静脉血栓，因此，在病情允许的情况下，应鼓励患儿进行适当的室内活动，如床边散步、绘画、阅读等，避免跳跃、奔跑等剧烈运动。

2. 饮食护理 给予高蛋白、高维生素、高热量、清淡、易消化饮食，如新鲜的鸡肉、牛肉、鱼、虾等，少食多餐。多饮水，多吃新鲜的蔬菜及水果，保持大便通畅。食物应清洁干净，食具应消毒后使用。

3. 预防感染 白血病患儿免疫力低下，容易发生感染。房间每日消毒，限制探视者人数和次数，感染者禁止探视。患儿及其家属应正确佩戴口罩和洗手，避免交叉感染。注意个人卫生，保持口腔及肛周皮肤清洁，防止破损。

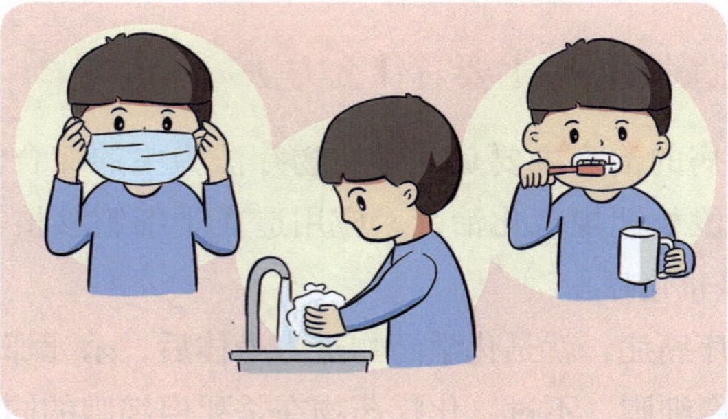

预防感染

4. 出血护理 密切观察患儿有无出血，如皮肤有无出血点、牙龈及鼻腔有无出血等。同时，指导患儿避免剧烈运动，避免使用硬毛牙刷和抠鼻孔等容易引起出血的行为。

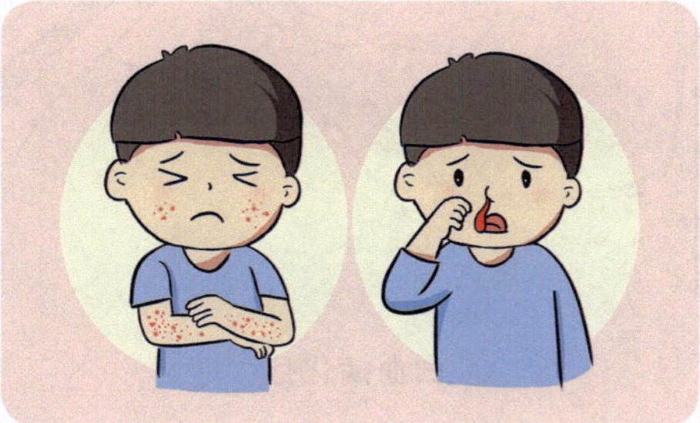

出血的观察

5.药物护理 根据医嘱正确服药，按时化疗，避免擅自停药及推迟化疗，注意观察患儿药物的不良反应，及时向医师报告。

6.经外周静脉置入中心静脉（PICC）导管护理

（1）应保持穿刺处局部皮肤清洁干燥，不要擅自撕下贴膜。贴膜出现贴合不牢，贴膜内有汗液时及时更换。

（2）如病房使用PICC导管输液，发现点滴的速度突然变慢或停止，请即刻通知您的管床护士。

（3）如发现穿刺点及周围有瘙痒、皮疹、红肿、肿胀、疼痛、有分泌物、手臂活动障碍等异常情况，请即刻通知您的管床护士或及时来医院就诊。

（4）如发现导管内有血液反流、外露导管打折、导管外露变长、导管处漏液、肝素帽松动或脱落等异常情况，请即刻通知您的管床护士或及时来医院就诊。

（5）建议衣服的袖口不宜过紧，导管外露接头较长，可以用干净棉质网套适当固定导管，松紧适宜，以防止误牵拉导管，造成导管滑脱。

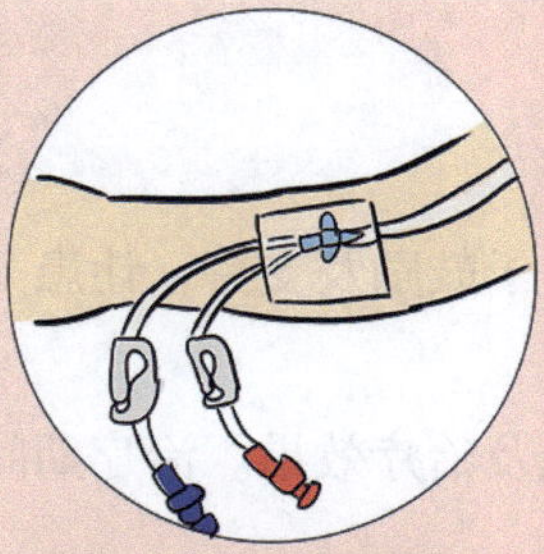
保持穿刺处局部皮肤清洁干燥，不要擅自撕下贴膜

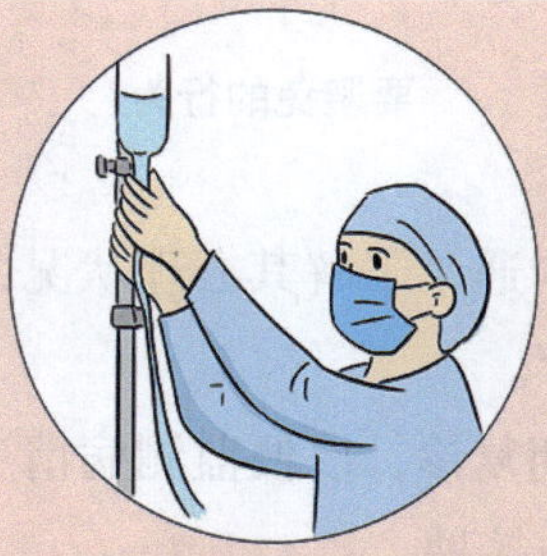
发现点滴的速度异常，即刻通知护士

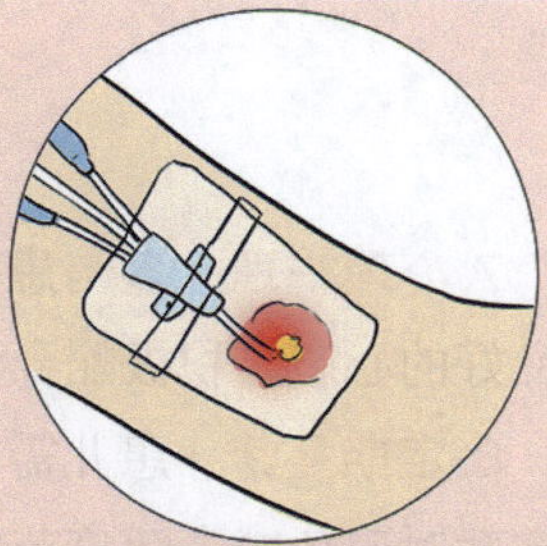
发现穿刺点及周围异常情况，即刻通知护士

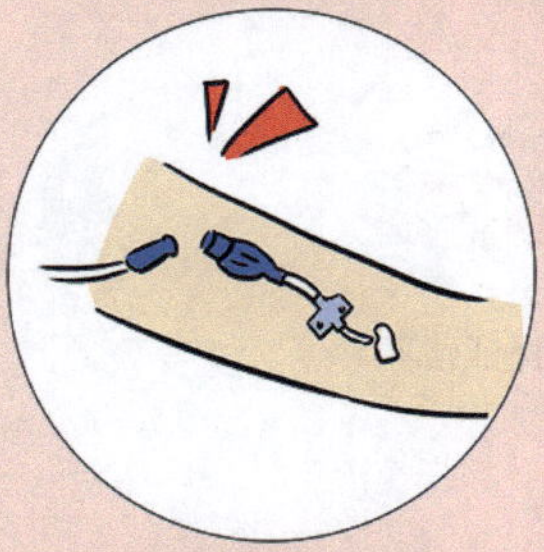
发现导管异常情况，即刻通知护士

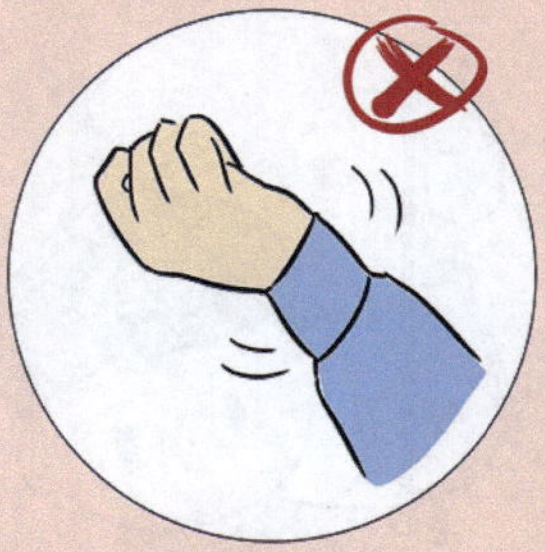
衣服的袖口不宜过紧

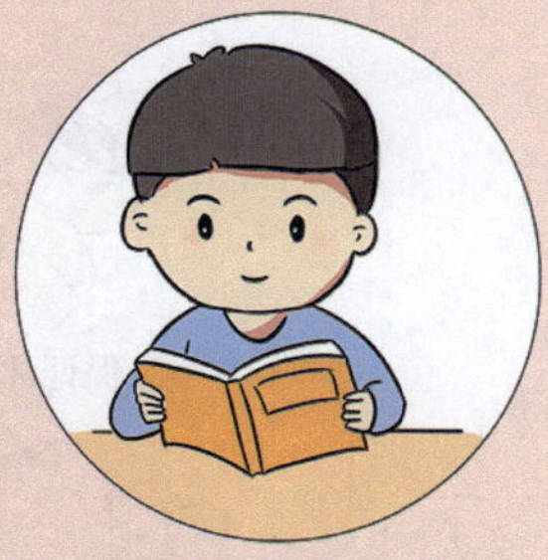
一般置管者不影响日常生活及活动

携带PICC导管的注意要点

（6）一般置管者不影响日常生活及活动，吃饭、看书、写字和画画不受影响。

（7）不宜做的活动：负重——如置管侧手拎重物、手臂撑床、引体向上、俯卧撑等剧烈活动；如置管侧手臂打游戏时间过长、肩关节大幅度甩手运动、打球、骑自行车等。

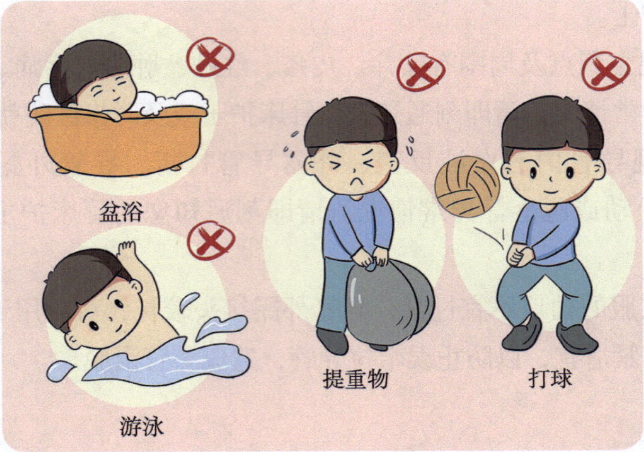

要避免的行为

7.心理护理 多与患儿沟通，了解其心理状况，给予鼓励及支持，让患儿保持良好的心态，积极配合治疗。

8.定期复诊 患儿需定期复诊，以便监测病情变化及治疗效果。治疗期间患儿需暂时避免减毒活疫苗预防接种。

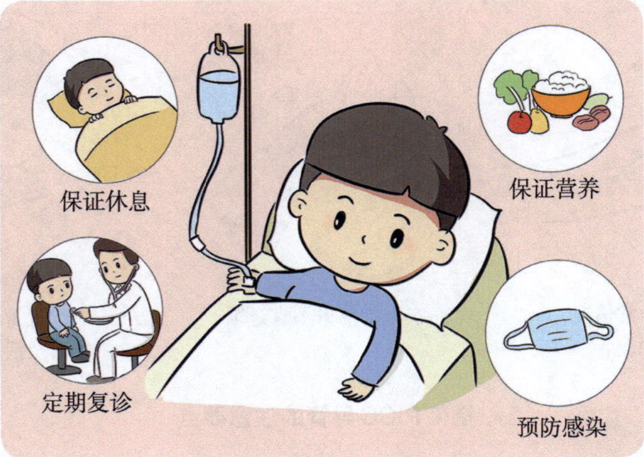

出院后的注意事项

第二节 儿童实体肿瘤

案 例 导 入

妈妈最近发现10岁的小明颈部有点变肿大，摸上去还有点硬，食欲下降，体重也减轻了。小明告诉妈妈他没有感觉到疼痛，只是有时候会不想吃东西，身体有时还会感觉比较累。妈妈决定到医院就诊，医师告知要住院进行淋巴结活检等检查，排除是否淋巴肿瘤疾病。

一、确诊是否肿瘤除了活检，还要完成什么检查

组织活检是确诊肿瘤的依据，B超是最普遍实用的检查，可观察肿瘤结构及范围、大小。增强CT、PET-CT也可以用于临床诊断。为进行临床分型，还需进一步的检查，如：X线、CT、骨髓检查等。

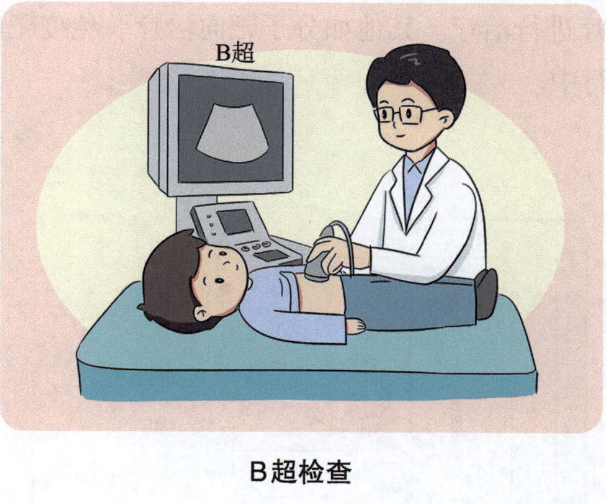

B超检查

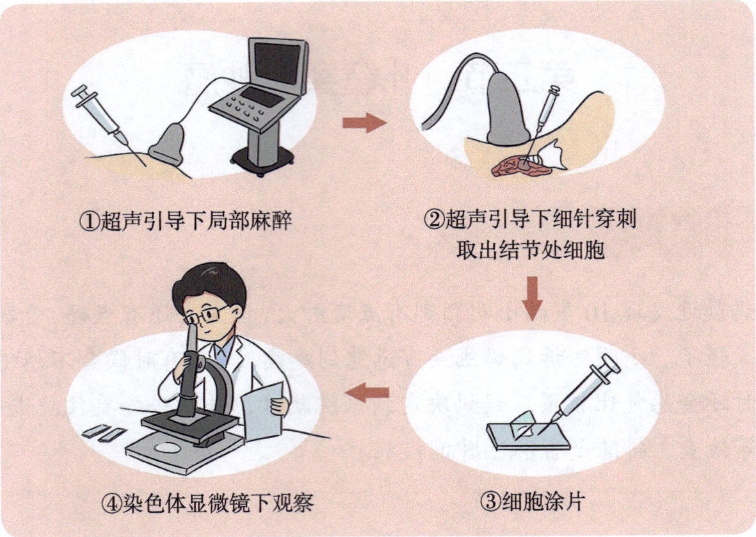

组织活检

二、肿大的部位需要做手术吗？用什么方法治疗

肿大的部位确诊肿瘤后，医师会根据肿瘤的部位、大小和分型来确定是否需要手术。淋巴瘤是儿童时期常见的恶性肿瘤，根据临床分期及危险度评估结果，应用联合化疗或放疗进行治疗。其他如分子靶向治疗、免疫靶向治疗及放射标记的抗体治疗也在进行中。

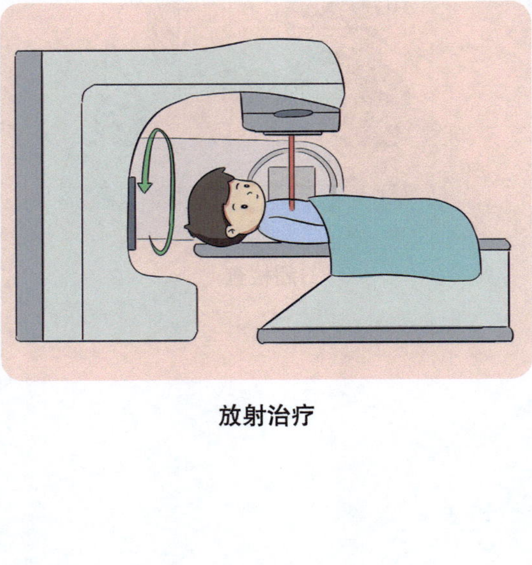

放射治疗

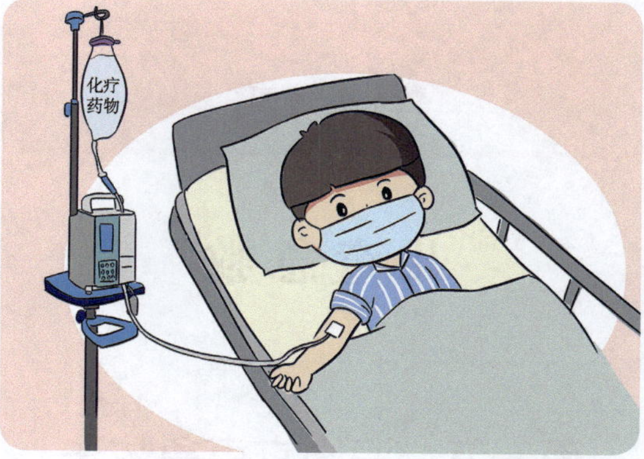

化疗药物输注

三、实体肿瘤如何护理

1. 关心体贴陪伴患儿，鼓励其表达内心感受，尽可能提供一些娱乐活动分散患儿注意力。鼓励患儿多休息，保持愉快的心情。

2. 提供高热量、高蛋白、高维生素食物如鸡蛋、牛奶、瘦肉、虾类，应季新鲜蔬菜、水果，鼓励进食，保证营养摄入。

3. 保持环境清洁，常开窗通风，勤洗手，戴口罩，避免去人多的环境，防止交叉感染，接触患儿前后认真洗手，注意个人卫生，保持口腔及皮肤清洁。限制探视，感染者禁止探视。

4. 定期完成化疗或放疗。定期复查，按时随诊。

5. 遵医嘱服用药物，不可随意减停。

6. 如有不适，及时到医院就诊，保证疗效。

第13章

儿童急救

第一节　海姆立克急救法

案例导入

“快救救孩子，吃东西卡住了，不能呼气了！”某日下午，在某公园里，一场“紧急救援”正在展开。一名1岁6个月男童不慎被异物卡住喉咙，呼吸困难。一名年轻男子及时采取“海姆立克急救法”进行施救，帮助孩子成功脱险。

一、什么是海姆立克急救法

海姆立克急救法是美国医师亨利海姆立克发明的，利用肺部残余气体、形成气流冲击力将气道异物冲出体外的一项气道异物堵塞急救办法。原理为通过腹部冲击，造成膈肌突然上升，胸腔压力骤然增加，使胸腔内气管和肺的残留气体在压力作用下涌向气道，对异物产生冲击力，从而将异物冲出，恢复气道的通畅。

二、何时使用海姆立克急救法

当食物或异物卡喉时，患儿表现为突然呛咳、不能发音、呼吸急促或不能呼吸、面唇发绀，严重者可迅速出现意识丧失，甚至呼吸心跳停止；有的患儿可能会用一只手或双手抓住自己的喉咙。以上两种表现为“海姆立克”征象。

三、施救者应该如何操作海姆立克急救法

1. 1岁以下患儿——“拍背压胸法”　立刻将患儿抱起，托住孩子的下颌部，

使其面部朝下，身体平行于施救者前臂，施救者前臂固定于大腿上，另一只手拍婴儿的后背，在婴儿的肩胛骨之间拍5次，并观察患儿是否将异物吐出。5次拍背后，异物未排出，将婴儿翻转过来，面部朝上，同样身体平行于施救者前臂，施救者前臂固定于大腿上，用两指（中指、示指）在胸骨中下部进行5次按压，重复之上述动作直至异物排出。

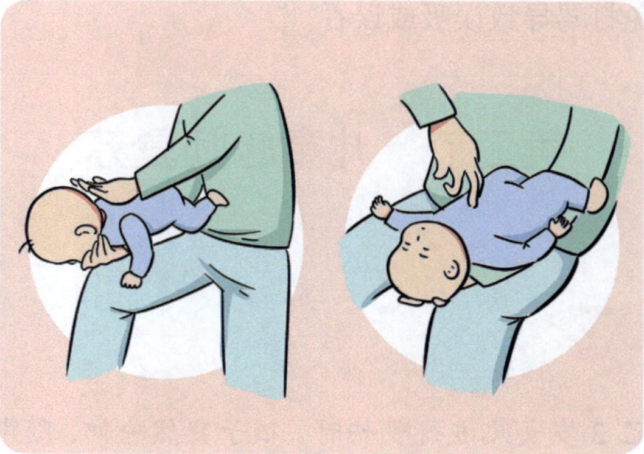

拍背压胸法

2. 1～8岁患儿——"余气冲击法" 施救者站在患儿身后，足成弓步状，前足置于患儿双足间，以拇指侧与示指侧对准患者剑突与肚脐之间的腹部，具体在肚脐上两横指处，将患儿背部轻轻推向前，使患儿处于前倾位，头部略低，嘴要张开，有利于呼吸道异物被排出，另一手置于拳头上并握紧，双手向上快速冲击患儿腹部，反复有节奏、有力地进行，以形成的气流把异物冲出。

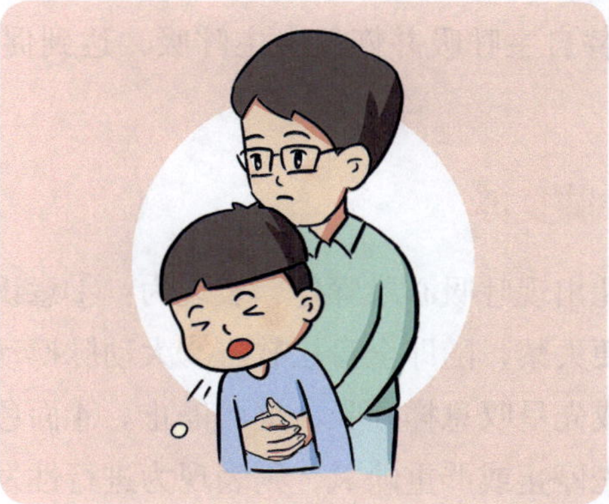

立位余气冲击法

四、儿童气道异物该如何预防

1. 首先不让孩子在嬉笑打闹运动中进食。

2. 6岁以下的儿童对于一些坚果及果冻、汤圆、葡萄、樱桃等在大人看护下进食，坚果类可粉碎成粉末状进食。

3. 较小儿童，如果口中含有异物，比如玩具的小零件、硬币、扣子等，要诱导孩子吐出来，避免打骂导致误吸或误吞。

第二节　儿童心肺复苏

案例导入

李女士为自己2岁女儿进行喂奶时，孩子突然呛奶，随即出现口唇发绀，意识突然丧失，伴有全身短暂性抽搐和大小便失禁，大动脉搏动消失，触摸不到颈动脉搏动。初为人母，李女士面对这样的情况手足无措，而李女士丈夫看见此种情况，立即为孩子进行心肺复苏，最终使孩子脱离了生命危险。

一、什么是心肺复苏

心肺复苏（cardiopulmonary resuscitation，CPR）是针对心搏骤停患者所采取的抢救措施，即应用胸外按压形成暂时的人工循环并恢复心脏自主搏动和血液循环，用人工通气代替自主呼吸并恢复自主呼吸，达到促进苏醒和挽救生命的目的。

二、何时使用心肺复苏

各种原因导致患儿出现呼吸心跳骤停，表现为：①意识突然丧失，可伴有全身短暂性抽搐和大小便失禁，随即全身松软。②大动脉搏动消失，触摸不到颈动脉搏动。③呼吸停止或先呈叹息样呼吸，继而停止。④面色苍白或发绀。⑤双侧瞳孔散大。如果呼吸先停止或严重缺氧，则表现为进行性发绀、意识丧失、心率逐渐减慢，随后心跳停止。需第一时间对患儿进行心肺复苏，为后续治疗赢得黄金4分钟，挽救患儿生命至关重要。

三、施救者应该如何操作心肺复苏

1.评估现场环境安全，检查患儿有无反应。观察现场环境是否安全，如果现场有危险，比如高空持续坠物，或者火灾、车祸现场等可能出现二次爆炸的环境，有安全隐患的场所，必须先转移，避免二次事故发生。确保安全后将患儿仰卧置于平坦地面，立即进行意识和呼吸的判断，可以拍患儿的肩膀并大声呼叫。如果患儿无反应，胸廓无起伏，对于非专业的人员可以不用判断大动脉搏动，即可开始心肺复苏。

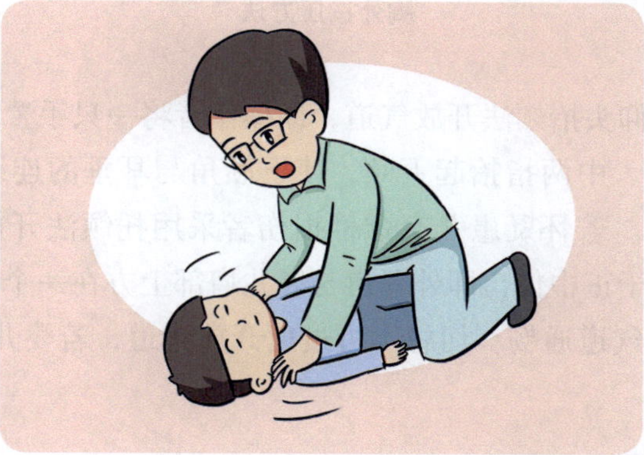

判断患儿反应

2.现场心肺复苏术（C-A-B）

（1）C：胸外按压（Circulation）将患儿置于坚硬、平坦的表面进行胸外按压。心脏胸外按压频率为100～120次/分，切记保证每次按压后胸廓回弹至原来位置，使心脏充分充盈。①儿童按压部位同成人，即在胸部中央，胸骨的下半部，相当于男性两乳头连线之间的胸骨处，但对于大多数儿童，可使用1或2只手的掌根按压胸部；对于非常小的儿童，单手按压技术即可达到预期的按压深度，即至少为胸廓前后径的1/3，约5厘米。②婴儿按压部位是两乳头连线之间稍下方的胸骨下半部分，切忌按压胸部末端。按压深度至少为婴儿胸廓前后径的1/3，约4厘米。单人施救时，可采用双指按压、双拇指环绕按压或单手掌根按压。双指按压是将2根手指放在胸部中央；双拇指环绕按压是将两根拇指并排放在婴儿胸部中央（对于非常小的婴儿，拇指可能会重叠放置），用双手的手指环绕婴儿的胸部，并支撑婴儿的背部。若采用上述两种方法仍无法达到预期按压深度，也可采用单手掌根进行按压。双人施救时，首选双拇指环绕按压。

（2）A：开放气道（Airway）清除患儿口腔、鼻腔的异物和分泌物。若无颈

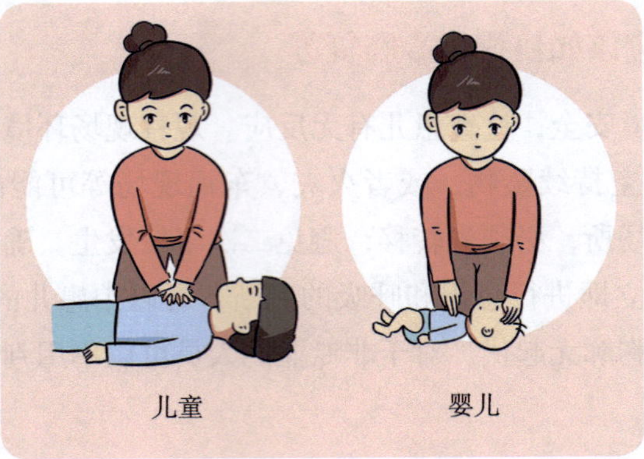

胸外按压方法

部创伤，一般采用仰头抬颏法开放气道，即操作者将一只手置于患者前额使头向后仰，另一只手示、中两指抬起下颏，使下颌角与耳垂的连线与地面呈垂直状态，保持气道通畅。若怀疑患儿有颈椎损伤者采用托颌法开放气道。但对于婴儿，须将其头部置于正中位，即外耳道与婴儿肩部上方在一个水平面上，以保证最大限度保持婴儿气道通畅。切忌不可过度开放气道，若婴儿头部抬离正中位，其气道可能阻塞。

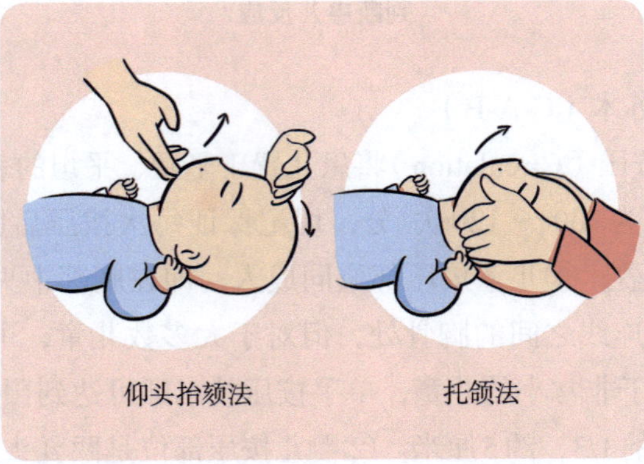

开放气道的方法

（3）B：人工呼吸（Breathing），①单人施救时：对于儿童，采用口对口通气技术。对于婴儿，最好使用口对口鼻通气技术，即施救者的口罩住婴儿的口和鼻，使其完全不漏气，然后对着婴儿的口鼻吹气。若施救者无法用口覆盖婴儿口鼻，则使用口对口技术。②双人施救时：可采用球囊面罩通气技术，需选择一个适当规格的球囊和面罩。面罩必须能完全覆盖患儿的口和鼻，但不能盖住眼睛。

③按压与通气：每30次（单人施救）或15次（双人施救）胸外按压结束后，应立即给予2次人工通气，每次通气应持续1秒，使胸廓明显起伏，保证有足够的气体进入肺部，但应注意避免过度通气。

（4）再次评估自主心跳及呼吸，按照30次胸外按压，2次人工呼吸，30：2的频率进行5个循环，约2分钟后进行评估，通过触摸颈动脉搏动，看、听、感觉呼吸的方法，判定自主心跳及呼吸是否恢复，评估在10秒内完成。

（5）复苏成功后患儿平卧，头偏向一侧，为其整理衣裤。

四、施救者如何判断心肺复苏有效

1.大动脉搏动 停止按压后，触摸儿童颈动脉或股动脉、婴儿患者肱动脉有搏动，说明患儿自主循环已恢复。如停止按压，搏动亦消失，则应继续进行胸外按压。

2.自主呼吸 如果复苏有效，自主呼吸亦可能恢复。

3.瞳孔 复苏有效时，瞳孔由散大开始回缩，如瞳孔由小变大、固定，则说明复苏无效。

4.面色及口唇 复苏有效时，可见面色由发绀转为红润。如若变为灰白，则说明复苏无效。

5.神志 复苏有效，可见患者有眼球活动，睫毛反射与对光反射出现，甚至手足开始抽动，肌张力增加。

参考文献

[1] 中国新生儿早期基本保健技术专家共识（2020）[J]. 中华围产医学杂志，2020，23（7）：433-440.

[2] 崔焱，张玉侠. 儿科护理学 [M]. 7版. 北京：人民卫生出版社，2021：137-139.

[3] 中国医师协会儿科医师分会儿童保健学组. NICU出院高危儿0～3岁生长发育随访管理技术的专家共识 [J]. 中国儿童保健杂志，2021，29（8）：809-814.

[4] 海峡两岸医药卫生交流协会新生儿学专业委员会新生儿循证医学学组. 早产儿支气管肺发育不良出院后随访管理专家共识 [J]. 中国当代儿科杂志，2022，24（5）：455-465.

[5] 中华医学会儿科学分会新生儿学组，中华儿科杂志编辑委员会. 早产儿支气管肺发育不良临床管理专家共识 [J]. 中华儿科杂志，2020，58（5）：358-365.

[6] 中国医师协会儿童健康专业委员会第一届儿童早期健康发展专业委员会，中国医师协会第一届儿童早期健康发展专业委员会、西安医学会新生儿学分会. 早产儿出院后随访及管理建议 [J]. 中国妇幼健康研究，2019，30（9）：1048-1052.

[7] 中华医学会儿科学分会康复学组. 新生儿重症监护病房神经行为发育评估方法专家指导意见 [J]. 沈阳：中国实用儿科杂志，2017，32（11）：801-806.

[8] 贺芳，林艳，王亚珂，等. 支气管肺发育不良儿童家庭氧疗的最佳证据总结 [J]. 护理学杂志，2022，37（4）：41-44.

[9] 中国医药教育协会儿科专业委员会，中华医学会儿科学分会呼吸学组，中华医学会儿科学分会新生儿学组，等. 支气管肺发育不良的儿童期管理专家共识 [J]. 中华实用儿科临床杂志，2022，37（20）：12.

[10] 张玉侠. 实用新生儿护理学 [M]. 北京：人民卫生出版社，2015：137-139.

[11] 杨里颖，黄美霞，王美娜. 基础医学论坛 [J]. 基础医学论坛杂志，2024，28（11）：109-111.

[12] 苏苗赏，李昌崇. 儿童哮喘的异质性与靶向治疗研究进展 [J]. 中华医学杂志，2020，100（6）：474-477.

[13] 于靖波. 成人和儿童支气管哮喘患者急性发作管理差异 [J]. 中华结核和呼吸杂志，2020，43（9）：823-826.

[14] 陈丽娟，梁木生. 急性上呼吸道感染护理中精细化护理联合出院规划的应用分析 [J]. 黑龙江医学，2021，45（2）：188-190.

[15] 王卫平，孙锟. 儿科学 [M]. 9版. 北京：人民卫生出版社，2018：268-278.

[16] 泮思林. 中国儿童先天性心脏病介入治疗回顾与展望 [J]. 中国实用儿科杂志，2019，34（7）：578-582.

[17] 中华医学会儿科学分会心血管学组，中华医学会儿科学分会心血管学组心肌炎协作组，

中华儿科杂志编辑委员会，等. 儿童心肌炎诊断建议（2018年版）[J]. 中华儿科杂志，2019，57（2）：3.
[18] Nagai T，Inomata T，Kohno T，et al. JCS 2023 guideline on the diagnosis and treatment of myocarditis [J]. Circulation Journal，2023，87（5）：674-754.
[19] 蔡威，张潍平. 小儿外科学 [M]. 6版. 北京：人民卫生出版社，2020：489-492.
[20] 张琳琪，王天有. 实用儿科护理学 [M]. 北京：人民卫生出版社，2018：463-466.
[21] 中国医促会泌尿健康促进分会，中国研究型医院协会泌尿外科分会. 尿道下裂治疗安全共识 [J]. 现代泌尿外科杂志，2021，26（7）：547-549，586.
[22] 徐虹，龚一女，吴明妍. 中国儿童先天性肾积水早期管理专家共识 [J]. 中国实用儿科杂志，2018，33（2）：81-88.
[23] 中国医促会泌尿健康促进分会，中国研究型医院学会泌尿外科学专业委员会. 睾丸扭转诊治安全共识 [J]. 现代泌尿外科杂志，2019，24（6）：434-437.
[24] 中华医学会男科学分会睾丸扭转诊断与治疗指南编写组. 睾丸扭转诊断与治疗指南 [J]. 中华男科学杂志，2022，28（3）：252-261.
[25] Tryfonas G，Violaki A，Tsikopoulos G，et al. Late postoperative results in males treated for testicular torsion during childhood [J]. J Pediatr Surg，1994，29（4）：553-556.
[26] 叶涛，王佳，余谦. 儿童泌尿道感染的发病机制和临床特征及危险因素研究 [J]. 中国全科医学，2023，26（30）：3848.
[27] 血友病治疗中国指南（2020年版）[J]. 中华血液学杂志，2020，41（4）：265-271.
[28] 吴润晖，刘雅莉，高举，等. 中国儿童原发性免疫性血小板减少症诊断与治疗改编指南（2021版）解读 [J]. 中华儿科杂志，2021，59（10）：820-823.
[29] 缺铁性贫血营养防治专家共识 [J]. 营养学报，2019，41（5）：417-426.
[30] 李成聪，胡兵兵，毕清泉. 云随访联合家庭参与式护理在VNS癫痫患者中的应用进展 [J]. 安徽医学高等专科学校学报，2022，21（1）：146-148.
[31] 王学峰. 癫痫研究新进展 [J]. 中华现代神经疾病杂志，2022（7）：2543-548.
[32] 中华医学会儿科学分会神经学组. 热性惊厥诊断治疗与管理专家共识（2017实用版）[J]. 中华实用儿科临床杂志，2017，32（18）：1379-1382.
[33] 金小娟，陈丽君，李志飞. 多轨并行康复护理在病毒性脑炎患儿中的护理 [J]. 现代实用医学，2023，35（5）：678-679.
[34] 崔丹丹. 延续性护理模式对化脓性脑膜炎患儿生活质量及家长疾病知识掌握度的影响 [J]. 国际护理学杂志，2021，40（17）：3257-3260.
[35] 崔焱，仰曙芬. 儿科护理学 [M]. 6版. 北京：人民卫生出版社，2017.
[36] 王卫平. 儿科学 [M]. 8版. 北京：人民卫生出版社，2013.
[37] 刘思彤，叶向红，黄迎春，等. 1例吉兰-巴雷综合征伴重度营养不良患者行经皮内镜下胃/空肠造瘘术家庭肠内营养的护理 [J]. 临床普外科电子杂志，2020，2：47-49.
[38] 周颖. 吉兰-巴雷综合征患者并发呼吸衰竭的护理 [J]. 家庭科技，2020（11）：61-62.
[39] 李柱一，常婷. 重症肌无力的诊断与治疗 [J]. 中华神经科杂志，2022，55（3）：238-247.

[40] 桦珊．重症肌无力不“重”，是种可控的慢性病——访复旦大学附属华山医院静安分院副院长、神经内科主任医师赵重波教授［J］．家庭医药．就医选药，2021（12）：30-31．
[41] 巩纯秀．儿童青少年糖尿病管理指南［M］．2版．北京．科学出版社，2019．
[42] 李燕虹．性早熟的规范诊断［J］．中华全科医师杂志，2023，22（4）：361-366．
[43] 中华医学会儿科学分会内分泌遗传代谢学组，中华儿科杂志编辑委员会．中枢性性早熟诊断与治疗专家共识（2022）［J］．中华儿科杂志，2023，61（1）：16-22．
[44] 马晓宇，倪继红，杨露露，等．GnRHa治疗对特发性中枢性性早熟和快速进展型早发育儿童的远期影响［J］．中华内分泌代谢杂志，2020，36（1）：58-62．
[45] SchlapbachLJ，WatsonRS，SorceLR，et al．International consensus criteria for pediatric sepsis and septic shock［J］．JAMA，2024 Feb 27，331（8）：665-674．
[46] BassatQ，BlauDM，OgbuanuIU，et al．Causes of death among infants and children in the child health and mortality prevention surveillance（CHAMPS）network［J］．JAMA Network Open，2023，6（7）：e2322494．
[47] 王仲，魏捷，朱华栋，等．中国脓毒症早期预防与阻断急诊专家共识［J］．中国急救医学，2020，40（7）：577-588．
[48] 吴欣娟，朱丽辉，陈朔晖，等．儿科专科护理［M］．北京：人民卫生出版社，2021：399-406．
[49] 陈孝平，汪建平，赵继宗．外科学［M］．北京：人民卫生出版社，2018：599-602．
[50] 高小雁，董秀丽，等．积水潭小儿骨科护理［M］．北京：北京大学医学出版社，2014：181-186．
[51] 肖农．儿童康复诊疗规范［M］．北京：人民卫生出版社，2023：198-207．
[52] 俞鑫璐，李鑫，杨婷婷，等．体适能训练对全面性发育迟缓儿童社会适应行为的影响［J］．中国儿童保健杂志，2024，32（5）：496-501．
[53] 陈玲，岳玲，刘倩倩，等．早期认知语言康复训练联合rTMS在全面性发育迟缓患儿康复中的应用［J］．中国医药导报，2023，20（27）：104-107，142．
[54] 高子卉，林红玉，陈晶晶．经颅磁刺激治疗全面性发育迟缓儿童语言障碍康复治疗效果探讨［J］．中国医学文摘，2023，38（4）：47-49+6．
[55] 张建奎，李晓捷，唐久来，等．中国脑性瘫痪康复指南（2022）核心内容解读．中华实用儿科临床杂志，2022，37（24）：1841-1853．
[56] 李晓捷．实用儿童康复医学［M］．2版．北京：人民卫生出版社，2017：244-269．
[57] 许洪伟，柳明仁．康复护理学［M］．北京：科学出版社，2018：201-213．
[58] 王先伟，蒲亨萍，杨光会，等．孤独症患儿家长赋能现状及其影响因素分析［J］．中华护理杂志，2022，57（10）：1219-1224．
[59] 田凤珍．培训-家庭康复训练联合机器人对孤独症患儿症状、发育商和行为状态的影响［J］．辽宁医学杂志，2024，38（2）：67-70．
[60] 李晓捷，唐久来．儿科康复学［M］．北京：人民卫生出版社，2018．
[61] 李晓捷．儿童常见疾病康复指南［M］．北京：人民卫生出版社，2020．
[62] 王世平．小儿外科护理手册［M］．北京：科学出版社，2011．

[63] 倪鑫. 护理诊疗常规 [M]. 北京：人民卫生出版社，2016.
[64] 异基因造血干细胞移植治疗儿童急性淋巴细胞白血病中国专家共识（2022年版）[J]. 中华血液学杂志，2022，43（10）：793-801.
[65] 向日葵儿童. 儿童白血病百问百答 [M]. 北京：清华大学出版社，2020：17-29.
[66] 李志铭，张会来，等. 中国老年保健协会肿瘤免疫治疗专业委员会，淋巴瘤免疫治疗中国专家共识（2024年版）[J]. 肿瘤综合治疗电子杂志，2024，10（2）：69-98.
[67] Heimlich HJ，Patrick EA. The Heimlich maneuver. Best technique for saving any choking victim's life [J]. Postgrad Med，1990，87（6）：38-48.
[68] Boachie A，Kusi Appiah E，Jubin M，Jasper K. Purging using the Heimlich maneuver among children and adolescents with eating disorders [J]. Int J Eat Disord，2015，48（6）：795-797.
[69] 桂莉，金静芬. 急危重症护理学 [M]. 5版. 北京：人民卫生出版社，2022：75-78.
[70] Duff JP，Topjian AA，Berg MD，et al. 2019 American heart association focused update on pediatric basic life support：An update to the american heart association guidelines for cardiopulmonary resuscitation and emergency cardiovascular care [J]. Circulation，2020，8（02）：47-49.